Guida alla dieta mediterranea e libro di ricette per principianti

50 Ricette di dieta mediterranea quotidiana facile e salutare

Andrea Mattiuz

Tutti i diritti riservati.
Disclaimer

INTRODUZIONE

Se stai cercando di mangiare cibi che sono migliori per il tuo cuore, inizia con questi nove ingredienti sani della cucina mediterranea.

Gli ingredienti chiave della cucina mediterranea includono olio d'oliva, frutta e verdura fresca, legumi ricchi di proteine, pesce e cereali integrali con moderate quantità di vino e carne rossa. I sapori sono ricchi e i benefici per la salute per le persone che scelgono una dieta mediterranea, una delle più sane al mondo, sono difficili da ignorare: hanno meno probabilità di sviluppare ipertensione, colesterolo alto o diventare obesi. Se stai cercando di mangiare cibi che sono migliori per il tuo cuore, inizia con questi ingredienti sani della cucina mediterranea.

Sommario

1.Tacos di cavolfiore con crema di anacardi

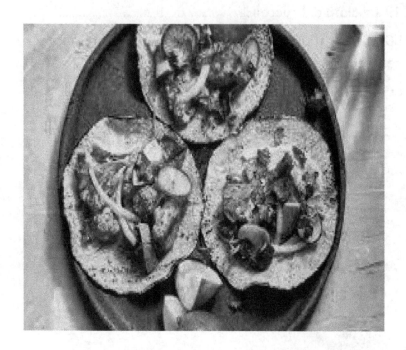

ingredienti

- ❖ peperoncino verde (tipo serrano), finemente grattugiato

- ❖ 1 spicchio d'aglio, finemente grattugiato

- ❖ $\frac{1}{4}$ tazza di anacardi o burro di mandorle

- ❖ Cucchiaio da tavola. succo di lime fresco

- ❖ Sale kosher

- ❖ 3 spicchi d'aglio, finemente grattugiati

- ❖ $\frac{1}{4}$ tazza di vinaccioli o olio vegetale

- ❖ 2 cucchiaini. cumino in polvere

- ❖ 2 cucchiaini. paprika affumicata

- ❖ 2medi cavolfiori, tagliati in fiori da 1 "-2"

- ❖ Sale kosher

- ❖ Tortillas di mais da 6 pollici di diametro

- ❖ 1 cipolla bianca piccola, affettata sottilmente

- ❖ Avocado a fette, ravanelli a fette, foglie di coriandolo con steli teneri e spicchi di lime (per servire)

PASSI

1. Usando una forchetta, mescola il peperoncino, l'aglio, il burro di anacardi, il succo di lime e 3 cucchiai. acqua in una piccola ciotola per unire; condire con sale. Mettere da parte.

2. Posizionare una griglia nella posizione più bassa; preriscaldare il forno a 450 °. Mescolare l'aglio, l'olio, il cumino e la paprika in una piccola ciotola per unire. Disporre il cavolfiore su una teglia da forno bordata e versarvi sopra l'olio speziato. Condire con sale e mescolare per ricoprire uniformemente il cavolfiore. Arrosto, indisturbato, fino a quando diventa marrone scuro e croccante sul fondo, 15-20 minuti. Sfornare e girare le cimette. Continua ad arrostire fino a quando il secondo lato è marrone scuro e croccante, 15-20 minuti in più.

3. Riscalda una padella grande a fuoco medio-alto. Lavorando in lotti, tosta le tortillas in un unico strato, girandole a metà, finché non si sono riscaldate, per circa 1 minuto in totale. Trasferimento ai piatti.

4. Distribuire ogni tortilla con un po 'di salsa riservata; guarnire con cavolfiore. Guarnire con cipolla, avocado, ravanelli e coriandolo. Servire con spicchi di lime da spremere.

2.Tofu e curry di verdure estive

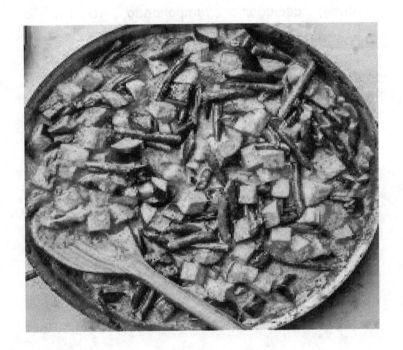

ingredienti

- ❖ 1 cucchiaio. olio di cocco vergine o olio extravergine di oliva, diviso

- ❖ 14 once Confezionare il tofu compatto o extra-duro, asciugarlo tamponando, tagliato a cubetti da ½ pollice

- ❖ Sale kosher

- ❖ 2medium acceso

- ❖ 1 zucchina grande, tagliata a pezzi da ½ pollice

- ❖ 8 melanzane giapponesi grandi o 2 piccole, tagliate a pezzi da ½ pollice

- ❖ 1 oncia. fagiolini, mondati, tagliati a pezzi da 1 "

- ❖ 13,5 once può latte di cocco non zuccherato

- ❖ Spicchi di lime, foglie di coriandolo con steli teneri e arachidi tostate e salate tritate grossolanamente (per servire

PASSI

1. Riscaldare 2 cucchiai. olio in una padella capiente, preferibilmente antiaderente, a fuoco medio-alto. Aggiungere il tofu in un unico strato e cuocere, girando una volta, finché i lati cotti non saranno dorati, circa 4 minuti. Trasferire su carta assorbente per scolare. Condisci con sale kosher.

2. Riscaldare i restanti 2 cucchiai. olio in una pentola capiente o in una padella dai bordi alti a fuoco medio-alto. Aggiungere le cipolle e un generoso pizzico di sale e mescolare per ricoprire. Cuocere, mescolando spesso, finché non si ammorbidisce, circa 4 minuti. Mescolare la pasta di curry e cuocere, mescolando spesso, fino a quando non diventa scuro, circa 2 minuti. Aggiungere zucchine, melanzane e fagiolini e cuocere, mescolando per ricoprire, finché le verdure non si saranno ammorbidite e inizieranno a dorarsi a macchie, 5-7 minuti. Versare il latte di cocco e $\frac{1}{2}$ tazza di acqua e portare a ebollizione.

3. Aggiungere il tofu alla pentola e mescolare delicatamente per unire. Cuocere fino a quando non si è riscaldato, circa 3 minuti. Condite con più sale se necessario.

4. Dividi il curry tra le ciotole e aggiungi una generosa spremuta di succo di lime a ciascuna. Completare con coriandolo e arachidi.

3. Insalata di cucchiaio di broccoli con vinaigrette calda

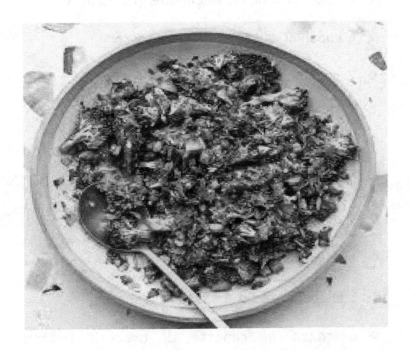

ingredienti

- ❖ 6 cucchiai. semi d'uva o altro olio neutro

- ❖ 2 cucchiaini. ras-el-hanout

- ❖ 1 spicchio d'aglio, finemente grattugiato

- ❖ 2 cucchiai. succo di limone fresco

- ❖ 2 cucchiai. aceto balsamico bianco o aceto di vino bianco

- ❖ 1 cucchiaio. miele

- ❖ Sale kosher, pepe macinato fresco

- ❖ $\frac{1}{4}$ di tazza di pistacchi crudi

- ❖ 1 scalogno piccolo, tritato finemente

- ❖ 1 jalapeño medio, tritato finemente

- ❖ 6 tazze di cimette di broccoli tritate finemente e gambi sbucciati (da circa 1 mazzo)

- ❖ 1 tazza di coriandolo tritato finemente

- ❖ ⅓cup datteri snocciolati tritati finemente

PASSI

1. Scaldare l'olio, il ras-el-hanout e l'aglio in una piccola casseruola a fuoco medio-alto fino a renderli fragranti, circa 2 minuti. Togliere dal fuoco e mescolare con succo di limone, aceto e miele. Condire la vinaigrette con sale e pepe; mettere da parte.

2. Tostare i pistacchi in una piccola padella a fuoco medio-basso fino a doratura, circa 4 minuti. Trasferite su un tagliere e lasciate raffreddare; tritare finemente.

3. Mescola pistacchi, scalogno, jalapeño, broccoli, coriandolo e datteri in una ciotola media. Cospargere il condimento e mescolare per ricoprire. Assaggia e condisci con più sale e pepe se necessario.

4. Fai avanti: l'insalata può essere preparata con 1 giorno di anticipo. Copri e lascia raffreddare.

4.Cavolo caramellato a pezzi

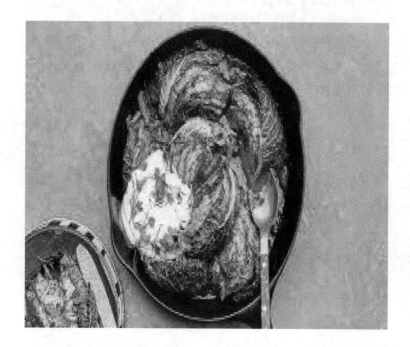

ingredienti

- ❖ $\frac{1}{4}$ tazza di concentrato di pomodoro a doppia concentrazione

- ❖ 3 spicchi d'aglio, finemente grattugiati

- ❖ $1\frac{1}{2}$ cucchiaino. coriandolo macinato

- ❖ $1\frac{1}{2}$ cucchiaino. cumino in polvere

- ❖ 1 cucchiaino. fiocchi di peperone rosso tritati

- ❖ 1 cespo medio di cavolo cappuccio verde o verza (circa 2 libbre in totale)

- ❖ $\frac{1}{2}$ tazza di olio extravergine di oliva, diviso

- ❖ Sale kosher

- ❖ 3 cucchiai. aneto, prezzemolo o coriandolo tritati

- ❖ Yogurt greco intero o panna acida (per servire)

PASSI

1. Preriscaldate il forno a 350 °. Mescolare il concentrato di pomodoro, l'aglio, il coriandolo, il cumino e i fiocchi di peperoncino in una

piccola ciotola.

2. Tagliare a metà il cavolo attraverso il torsolo. Taglia ogni metà attraverso il nucleo in 4 spicchi.

3. Scaldare $\frac{1}{4}$ di tazza di olio in una grande padella di ghisa a fuoco medio-alto. Lavorando in lotti se necessario, aggiungi il cavolo nella padella con il lato tagliato verso il basso e condisci con sale. Cuocere, girando di tanto in tanto, fino a quando leggermente carbonizzato, circa 4 minuti per lato. Trasferisci il cavolo in un piatto.

4. Versare $\frac{1}{4}$ di tazza rimanente nella padella. Aggiungere il concentrato di pomodoro speziato e cuocere a fuoco medio, mescolando spesso, finché il concentrato di pomodoro non inizia a dividersi e si scurisce leggermente, 2-3 minuti. Versare abbastanza acqua per arrivare a metà dei lati della padella (circa $1\frac{1}{2}$ tazza), aggiustare di sale e portare a ebollizione. Incastrare le fette di cavolo nella padella (dovrebbero essersi rimpicciolite durante la doratura; un po 'di sovrapposizione va bene). Trasferire il cavolo nel forno e

infornare, scoperto e girando gli spicchi a metà cottura, fino a quando il liquido è molto tenero, per lo più evaporato e il cavolo viene caramellato intorno ai bordi, 40-50 minuti.

5. Spargi l'aneto sul cavolo. Servire con yogurt a fianco.

5.Pantry Pasta con salsa di panna vegana

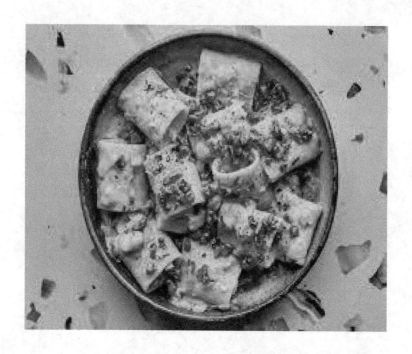

ingredienti

- ❖ $\frac{1}{2}$ tazza più 2 cucchiai. olio extravergine di oliva, diviso, più altro per condire

- ❖ 1 tazza di noci, tritate finemente

- ❖ $\frac{1}{2}$ cucchiaino. fiocchi di peperone rosso tritati

- ❖ 2 spicchi d'aglio, 1 intero, 4 a fettine sottili

- ❖ 2 rametti di rosmarino

- ❖ 15,5 once barattoli di fagioli cannellini, sciacquati

- ❖ 12oz. paccheri, rigatoni o altra pasta tubolare di grandi dimensioni

- ❖ Sale kosher

- ❖ 1 limone

- ❖ 2 cucchiai. prezzemolo tritato finemente

- ❖ Pepe nero appena macinato

PASSI

1. Scalda $\frac{1}{4}$ di tazza di olio in un grande forno

olandese o in un'altra pentola pesante a fuoco medio. Aggiungere le noci e il peperoncino a scaglie e cuocere, mescolando spesso, finché le noci non saranno ben dorate, per circa 5 minuti. Trasferire in una piccola ciotola e grattugiare lo spicchio d'aglio intero; mettere da parte.

2. Pulisci la pentola. Unire $\frac{1}{4}$ di tazza di olio e l'aglio a fette rimanente in una pentola e cuocere a fuoco medio-basso, mescolando di tanto in tanto, finché l'olio attorno all'aglio non bolle vigorosamente e l'aglio inizia a dorarsi, circa 5 minuti. Schiaccia saldamente il rosmarino nella tua mano per ammaccare; aggiungere alla pentola insieme ai fagioli e mescolare per ricoprire. Aumenta la fiamma a una temperatura media e cuoci, mescolando di tanto in tanto, fino a quando i fagioli iniziano a prendere colore, circa 3 minuti.

3. Nel frattempo, cuocere la pasta in una pentola capiente di acqua bollente salata, mescolando di tanto in tanto, fino a molto al dente, circa 2 minuti in meno rispetto alle indicazioni sulla confezione.

4. Quando la pasta è a circa 4 minuti dalla cottura, trasferire 1 tazza di liquido di cottura della pasta nella pentola con i fagioli (assicurarsi di mantenere il calore a fuoco medio in modo che il liquido non evapori troppo velocemente). Usando un cucchiaio di legno, schiacciare delicatamente circa tre quarti di fagioli in una salsa cremosa.

5. Usando un ragno o una schiumarola, trasferire la pasta nella pentola con i fagioli e aggiungere 1 tazza di liquido di cottura della pasta e 2 cucchiai. olio; mescolare bene per unire. Aumentare la fiamma a una temperatura medio-alta, portare a ebollizione e cuocere, mescolando delicatamente con una spatola di gomma resistente al calore, finché il sugo non ricopre la pasta, circa 2 minuti. (La salsa potrebbe sembrare brodosa ma si addenserà man mano che si siede, quindi non preoccuparti!) Grattugiare finemente circa un quarto della scorza di limone, quindi tagliare il limone a metà. Spremi il succo di 1 mezzo limone e aggiungi il prezzemolo; mescolare bene per unire.

6. Dividi la pasta tra le ciotole. Condire con olio,

condire con pepe nero e guarnire con la miscela di noci riservata. Tagliare a spicchi la metà del limone rimanente e servire a fianco per spremere.

6.pasta vegana cremosa

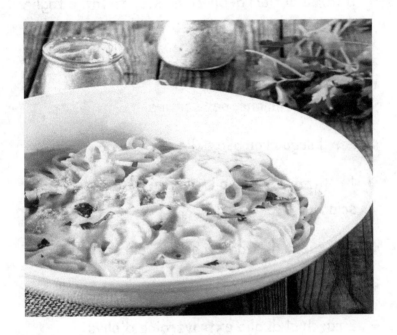

ingredienti

- ❖ 2½ tazze di pasta con guscio piccolo

- ❖ 1 cucchiaio di olio extravergine d'oliva

- ❖ 1 cipolla gialla piccola, tritata

- ❖ 5 tazze di fiori di broccoli, steli tritati e foglie (tenere separati i gambi)

- ❖ ¼ di tazza di pinoli tostati

- ❖ spicchi di limone, per servire

- ❖ Per il sugo cremoso della pasta vegana:

- ❖ 1½ tazza di fagioli bianchi cotti, scolati e sciacquati

- ❖ ¼ di tazza di brodo vegetale, più se necessario

- ❖ 3 cucchiai di succo di limone fresco

- ❖ 2 cucchiai di olio extravergine d'oliva

- ❖ ¼ di tazza di lievito alimentare *

- ❖ 1 spicchio d'aglio, tritato

- ❖ ¼ di cucchiaino di cipolla in polvere

- ❖ ½ cucchiaino di sale marino

❖ pepe nero macinato fresco, quanto basta

PASSI

1. Prepara la salsa: in un frullatore, unisci i fagioli bianchi, il brodo, il succo di limone, l'olio d'oliva, il lievito alimentare, l'aglio, la cipolla in polvere, il sale e il pepe e frulla fino a che liscio. Mettere da parte.

2. Portare a ebollizione una grande pentola di acqua salata. Preparare la pasta secondo le istruzioni sulla confezione, cuocendola al dente. Scolare e mettere da parte.

3. Scalda 1 cucchiaio di olio d'oliva in un'ampia padella a fuoco medio. Aggiungere la cipolla e rosolare fino a renderla morbida, circa 5 minuti.

4. Incorporare i gambi di broccoli tritati e cuocere per altri 3-5 minuti o finché sono teneri. Aggiungere le cimette e le foglie di broccoli e una spruzzata di acqua o brodo vegetale. Coprite e spegnete il fuoco.

5. Lasciare cuocere i broccoli per 2 o 3 minuti o

finché sono teneri ma ancora di un verde brillante. Aggiungere la pasta, quindi incorporare $\frac{3}{4}$ del sugo, aggiungendo altro brodo se il sugo è troppo asciutto.

6. Condire a piacere con più sale, pepe e succo di limone, a piacere, e porzionare in ciotole. Dividete la salsa rimanente in ogni ciotola. Guarnire con i pinoli e servire con spicchi di limone a parte.

7.Gusci ripieni di zucca

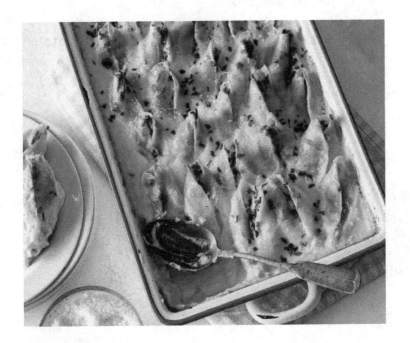

ingredienti

- ❖ 1 tazza e mezzo di zucca butternut a cubetti
- ❖ olio extravergine di oliva, per condire
- ❖ 16 conchiglie jumbo
- ❖ crema di anacardi
- ❖ 1½ tazza di anacardi crudi *, vedere la nota
- ❖ 1 tazza di acqua fresca
- ❖ 1 spicchio d'aglio
- ❖ 3 ½ cucchiai di succo di limone fresco
- ❖ 1/2 cucchiaino di sale marino
- ❖ pepe appena macinato

Riempimento

- ❖ 4 tazze di spinaci baby freschi
- ❖ 1 tazza di tofu sbriciolato
- ❖ 1 cucchiaino di origano essiccato
- ❖ 1/2 cucchiaino di scorza di limone
- ❖ pizzico di peperoncino rosso a scaglie

❖ 1 tazza di crema di anacardi, dalla ricetta sopra

❖ sale marino e pepe appena macinato

PASSI

1. Preriscalda il forno a 350 ° F e fodera una teglia con carta da forno. Condisci la zucca con un filo di olio d'oliva e qualche pizzico generoso di sale e pepe. Arrosto fino a doratura, da 20 a 25 minuti.

2. Preparare la crema di anacardi: unire gli anacardi crudi scolati, acqua fresca, aglio, succo di limone, 1/2 cucchiaino di sale e pepe.

3. Prepara il ripieno: in una padella media, scalda un filo di olio d'oliva a fuoco medio. Aggiungere gradualmente gli spinaci, insieme a un pizzico di sale, e rosolare finché tutti gli spinaci non saranno incorporati e appassiti. Togliete dal fuoco e lasciate raffreddare leggermente. Spremi il liquido in eccesso e trita. In una ciotola media, unire gli spinaci con il tofu sbriciolato, l'origano, la scorza di limone, i fiocchi di peperoncino, almeno 1/4 di cucchiaino di sale, pepe nero appena macinato e 1 tazza di crema di anacardi. Condire a piacere, aggiungendo altro sale e pepe a piacere.

4. Portare a ebollizione una pentola capiente di acqua salata. Aggiungere i gusci e cuocere secondo le indicazioni sulla confezione fino al dente. Scolare.

5. Assembla i gusci. Distribuire $\frac{1}{4}$ di tazza della crema di anacardi riservata sul fondo di una teglia da 11 x 7 pollici. Riempi ogni guscio cotto con un po 'di ripieno e qualche cubetto di zucca e mettilo nella teglia. Versare un filo di olio d'oliva sui gusci, coprire con un foglio e cuocere per 15 minuti o fino a quando non si sarà riscaldato. Sfornare e servire con la restante crema di anacardi.

8.spaghetti alla Bolognese

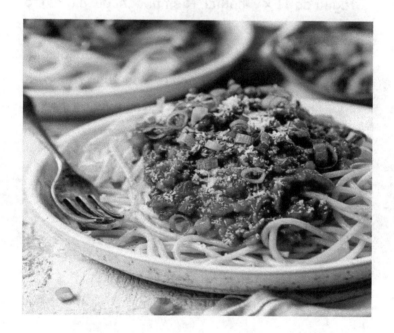

ingredienti

- ❖ 2 cucchiai di olio extravergine d'oliva

- ❖ ½ cipolla gialla, tagliata a dadini, circa 1 tazza

- ❖ 1 carota media, a dadini

- ❖ 4 tazze di funghi cremini tritati

- ❖ 1 cucchiaio di rosmarino tritato

- ❖ ½ tazza di noci tritate

- ❖ 2 spicchi d'aglio, tritati

- ❖ 1 cucchiaio di aceto balsamico

- ❖ 1 cucchiaio di tamari

- ❖ 1 14 once può cuocere pomodori a cubetti arrostiti

- ❖ 1 tazza e mezzo di lenticchie marroni o verdi cotte *

- ❖ 1 cucchiaio di concentrato di pomodoro

- ❖ 1 cucchiaino di salvia essiccata

- ❖ 1 tazza di pomodorini tagliati a metà

- ❖ 8 once di spaghetti

* ❖ 1 tazza di basilico fresco affettato, facoltativo

* ❖ ½ tazza di pinoli tostati

* ❖ peperoncino in pezzi

* ❖ pecorino a scaglie, saltare se vegano

* ❖ Sale marino e pepe nero appena macinato

PASSI

1. Scalda l'olio in una padella capiente a fuoco medio. Aggiungere la cipolla e la carota e un pizzico di sale e pepe e cuocere finché non iniziano ad ammorbidirsi, circa 3 minuti. Aggiungere i funghi, un altro pizzico di sale e cuocere fino a renderli morbidi, mescolando solo di tanto in tanto, per altri 8 minuti circa.

2. Incorporate il rosmarino. Spingi tutto su un lato della padella per fare spazio alle noci. Aggiungere le noci tritate e tostarle per circa 30 secondi, quindi mescolare il tutto. Mescolare l'aglio, quindi aggiungere l'aceto balsamico e il tamari e mescolare per incorporare. Aggiungere i pomodori, le lenticchie, il concentrato di pomodoro, la salvia e i pomodorini freschi e mescolare.

3. Riduci la fiamma e lascia sobbollire per 20-30 minuti finché la salsa non si addensa. Condire a piacere.

4. Portare a ebollizione una grande pentola di acqua salata. Preparare la pasta secondo le istruzioni sulla confezione, cuocendola al

dente. Scolare e aggiungere la pasta nella padella con il sugo.

5. Servire con basilico fresco, pinoli, pizzichi di peperoncino a scaglie e pecorino, se lo si desidera.

9.pasta cremosa al pomodoro

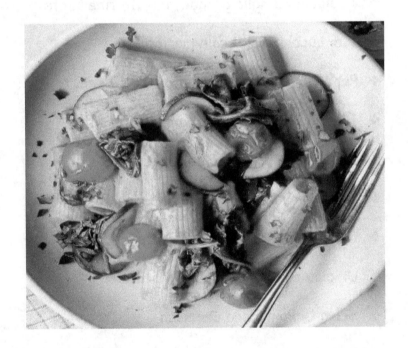

ingredienti

Marinara di base

- ❖ 1 cucchiaio di olio extravergine d'oliva

- ❖ 3 cucchiai di scalogno tritato finemente

- ❖ 1 spicchio d'aglio grande, tritato finemente

- ❖ $\frac{1}{4}$ di cucchiaino di sale marino

- ❖ Pepe nero appena macinato

- ❖ 1 lattina da 14 once di pomodori tritati

- ❖ 1 cucchiaino di aceto balsamico

- ❖ $\frac{1}{8}$ cucchiaino di zucchero di canna

- ❖ Un pizzico di origano essiccato

- ❖ Un pizzico di peperoncino tritato

- ❖ Salsa Di Pomodoro Cremosa

- ❖ Ricetta marinara, dall'alto

- ❖ $\frac{1}{4}$ di tazza di anacardi crudi * (vedi nota)

- ❖ $\frac{1}{2}$ cucchiaio di concentrato di pomodoro

- ❖ $\frac{1}{4}$ di tazza d'acqua

- ❖ ¼ di tazza di acqua per la pasta

- ❖ ¼ a ½ cucchiaino di sale marino

Per la pasta

❖ 10 once di rigatoni

❖ Olio extravergine di oliva, per condire

❖ 2 zucchine medie, tagliate a fettine sottili

❖ 2 cucchiai di foglie di timo fresco

❖ 2 lattine da 14 once di pomodorini Muttu, scolati

❖ 6 tazze di spinaci o un mix di spinaci e rucola

❖ $\frac{1}{4}$ di tazza di prezzemolo tritato o basilico a fette

❖ Sale marino e pepe nero appena macinato

PASSI

1. Preparare la salsa marinara: scaldare l'olio d'oliva in un pentolino a fuoco basso. Aggiungere lo scalogno, l'aglio, il sale e qualche macinata di pepe nero e cuocere per 3 minuti, mescolando spesso. Aggiungere i pomodori e il loro succo, l'aceto balsamico, lo zucchero di canna, l'origano e le scaglie di peperoncino.

Coprite e lasciate cuocere a fuoco basso per 20 minuti, mescolando di tanto in tanto.

2. Prepara la salsa cremosa: aggiungi la marinara al frullatore con gli anacardi, il concentrato di pomodoro, il sale e $\frac{1}{4}$ di tazza d'acqua. Frulla fino a ottenere un composto omogeneo. Metti da parte fino al momento dell'uso. Prima di servire, mescolare $\frac{1}{4}$ di tazza di acqua di cottura della pasta calda per scioglierla in modo che ricopra bene la pasta.

3. Cuocere la pasta in una pentola capiente di acqua bollente salata secondo le indicazioni sulla confezione o al dente.

4. Mentre la pasta cuoce, scaldare abbondante olio d'oliva in una padella antiaderente a fuoco medio. Aggiungere le zucchine, il timo e una generosa presa di sale e pepe. Saltare, mescolando di tanto in tanto, fino a quando non sarà leggermente dorato, circa 3 minuti. Aggiungere i pomodori, abbassare la fiamma e cuocere per altri 2 o 3 minuti o finché non si saranno riscaldati. Aggiungere gli spinaci e mescolare delicatamente fino a quando sono appassiti. Condire a piacere con più sale e pepe.

5. Versare la pasta in ciotole individuali, aggiungere le palline di salsa cremosa e mescolare per ricoprire. Distribuire le verdure nelle ciotole e guarnire con prezzemolo e / o basilico. Condire a piacere e servire.

10. ricetta della pizza vegan

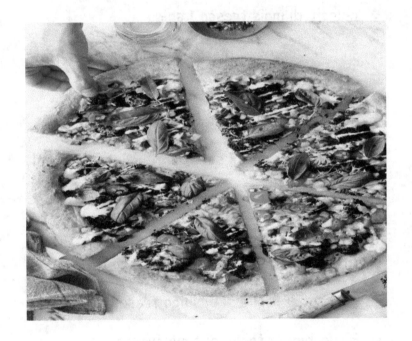

ingredienti

- ❖ 1 broccolo a testa piccola, fiori tagliati a pezzetti, la parte superiore del gambo a dadini ($\frac{1}{2}$ tazza)

- ❖ ⅓ tazza di pomodorini tagliati a metà

- ❖ chicchi di mais fresco 1 spiga

- ❖ $\frac{1}{4}$ di tazza di cipolla rossa tritata grossolanamente

- ❖ $\frac{1}{2}$ jalapeño, tagliato a fettine sottili

- ❖ 4 pomodori secchi sott'olio, tagliati a cubetti

- ❖ olio extravergine di oliva, per irrorare e spennellare

- ❖ 1 (16 once) palla di pasta per pizza

- ❖ $\frac{1}{2}$ tazza di foglie di basilico fresco

- ❖ 2 cucchiai di foglie di timo fresco

- ❖ pizzichi di fiocchi di peperone rosso

- ❖ sale marino e pepe nero appena macinato

- ❖ Crema di anacardi

PASSI

1. Preriscalda il forno a 450 ° F.

2. In una ciotola media, unisci i broccoli, i
   pomodori, il mais, la cipolla, il jalapeño ei
   pomodori essiccati al sole e condisci con olio
   d'oliva e pizzichi di sale e pepe. Mescola per
   ricoprire e assaggiare. Le verdure devono
   essere ben condite e ben condite con l'olio
   d'oliva in modo che le verdure siano saporite
   per tutta la pizza.

3. Stendi l'impasto della pizza su una teglia da
   pizza da 14 pollici. Spennellare leggermente i
   bordi esterni dell'impasto con olio d'oliva e
   versare qualche cucchiaio di crema di anacardi
   al centro dell'impasto, quanto basta per
   stenderlo in uno strato sottile. Distribuire le
   verdure sull'impasto.

4. Cuocere per 15 minuti o fino a quando la crosta
   è dorata, ben cotta e i broccoli sono teneri e
   arrostiti. Sfornate e irrorate
   abbondantemente con la crema di anacardi (se
   la vostra crema di anacardi è troppo densa per
   condire, incorporate un po 'd'acqua).

Completare con il basilico fresco, il timo fresco e un pizzico di peperoncino.

11.vegan tacos

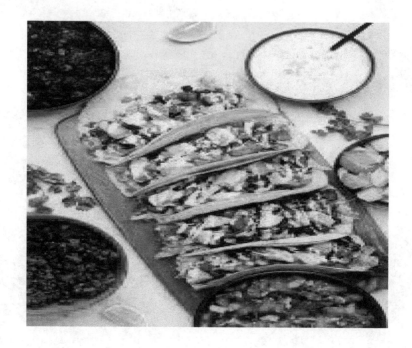

ingredienti

- ❖ Salsa di avocado al mango

- ❖ 2 tazze di mango sbucciato e tagliato a dadini, circa 2 medie

- ❖ 1 avocado medio maturo, tagliato a dadini

- ❖ $\frac{3}{4}$ tazza di cipolla rossa a dadini

- ❖ $\frac{1}{2}$ tazza di cetriolo a dadini

- ❖ 3 cucchiai di succo d'arancia fresco

- ❖ 3 cucchiai di succo di lime fresco

- ❖ $\frac{1}{2}$ tazza di coriandolo, tritato finemente

- ❖ Sale marino

- ❖ Condimento Jerk Giamaicano

- ❖ 1 cucchiaino e mezzo di cipolla in polvere

- ❖ 1 cucchiaino di paprika dolce o piccante

- ❖ 1 cucchiaino di pepe nero appena macinato

- ❖ 1 cucchiaino di timo essiccato

- ❖ $\frac{1}{2}$ cucchiaino di pimento macinato

❖ ½ cucchiaino di cumino macinato

❖ ¼ di cucchiaino di pepe di Caienna

❖ ¼ di cucchiaino di cannella in polvere

❖ ¼ di cucchiaino di noce moscata

❖ Jackfruit

❖ 2 (20 once) lattine di jackfruit in salamoia o acqua

❖ 2 cucchiai di olio extravergine d'oliva

❖ 6 scalogni, parti bianche e verde chiaro, affettati

❖ 4 spicchi d'aglio, tritati

❖ 1 ½ pollice di zenzero fresco, grattugiato

❖ 1 peperone habanero, serrano o jalapeño, tritato

❖ 2 cucchiai di zucchero di cocco o nettare di agave

❖ 2 cucchiai di concentrato di pomodoro

❖ ¼ di tazza di tamari

❖ 3 cucchiai di succo di lime fresco

❖ 12 tortillas di mais, carbonizzate o riscaldate

PASSI

1. Prepara la salsa di mango e avocado. In una ciotola media, unisci il mango, l'avocado, la cipolla, il cetriolo, il succo d'arancia, il succo di lime e il coriandolo e mescola delicatamente. Condire a piacere con sale.

2. Prepara il condimento jamaican jerk. Unisci tutte le spezie insieme in una piccola ciotola.

3. Preparare il jackfruit: scolare il jackfruit in scatola e sciacquarlo leggermente sotto l'acqua, scrollando via l'acqua in eccesso. Usa le dita per rimuovere eventuali nuclei spessi e separare i pezzi in modo che assomiglino a carne di maiale sminuzzata.

4. In una pentola capiente, scalda l'olio a fuoco medio. Aggiungere gli scalogni e cuocere fino a doratura, da 1 a 2 minuti. Aggiungere l'aglio, lo zenzero e il peperoncino e cuocere per 1 minuto, mescolando spesso per evitare che si bruci. Aggiungere tutto il condimento jerk

giamaicano, mescolare per ricoprire e cuocere per 30 secondi, mescolando continuamente, fino a quando non è molto profumato.

5. Aggiungere il jackfruit sminuzzato, lo zucchero di cocco, il concentrato di pomodoro, il tamari e il succo di lime. Mescolare bene. Versare 1/2 tazza di acqua e mescolare di nuovo. Coprite e cuocete per 20 minuti, mescolando di tanto in tanto.

6. Servire il jackfruit con le tortillas e la salsa di avocado al mango.

12. ricetta della fajita vegetariana

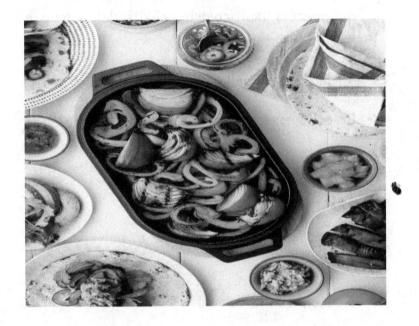

ingredienti

- ❖ 3 peperoni multicolori, privati del gambo e tagliati a listarelle

- ❖ 3 funghi portobello, privati del gambo e puliti

- ❖ 1 cipolla rossa, tagliata a spicchi

- ❖ 2 cucchiai di olio di avocado

- ❖ 2 spicchi d'aglio, tritati

- ❖ $\frac{1}{2}$ cucchiaino di peperoncino in polvere, più a piacere

- ❖ $\frac{1}{2}$ cucchiaino di cumino

- ❖ $\frac{1}{2}$ cucchiaino di sale marino, più a piacere

- ❖ Spruzzata di aceto balsamico

- ❖ 2 lime, tagliate a spicchi

- ❖ Pepe nero appena macinato

- ❖ Per servire:

- ❖ 8 tortillas di farina o mais

- ❖ Fette di guacamole o avocado spremute con lime

- ❖ Jalapeños sottaceto o jalapeños semplici affettati

- ❖ Tomitos o Pico de Gallo a cubetti

- ❖ Coriandolo

- ❖ Salsa Tomatillo o Salsa Ananas

PASSI

1. Riscalda una griglia a fuoco medio con una padella in ghisa da 12 pollici (o padella per griglia) all'interno.

2. Disporre i peperoni su un vassoio e gli spicchi di funghi e cipolla su un piatto bordato a parte. In una piccola ciotola, sbatti insieme l'olio di avocado, l'aglio, il peperoncino in polvere, il cumino, il sale e diverse macinate di pepe. Versare 1 cucchiaio scarso della miscela sui peperoni e mescolare per ricoprire. Cospargere la marinata rimanente sui funghi e sulle cipolle. Condisci i funghi con una spruzzata di aceto balsamico e usa le mani per ricoprire i funghi su entrambi i lati.

3. Griglia i peperoni nella padella di ghisa per 8-10 minuti, girandoli di tanto in tanto, finché non sono carbonizzati e morbidi. Fai attenzione a non riempire troppo la padella o le verdure non si carbonizzano sui bordi: cuocile in 2 volte, se necessario. Grigliare i funghi e gli spicchi di cipolla direttamente sulla griglia per circa 4 minuti per lato. Togliere tutto dalla griglia, utilizzando una

presina per rimuovere la padella in ghisa. Spremere il succo di $\frac{1}{2}$ lime sui peperoni e condire con sale, pepe e altro peperoncino in polvere, a piacere. Affettate i funghi a listarelle e metteteli su un piatto da portata. Trasferisci le cipolle e i peperoni in una padella da portata o in un grande piatto da portata.

4. Servire con le tortillas, il guacamole, i jalapeños, i pomodori, il coriandolo, la salsa e gli spicchi di lime rimanenti per servire.

13 nachos di cavolfiore

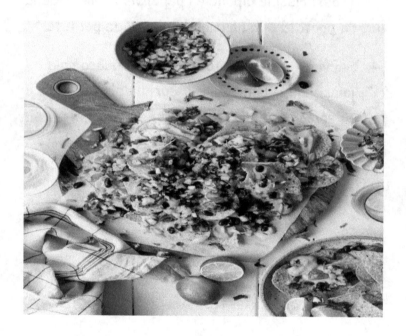

ingredienti

- ❖ Salsa al formaggio e cavolfiore Chipotle:

- ❖ 1 tazza di cavolfiore tritato

- ❖ 1 tazza di patate dorate Yukon sbucciate e tagliate a cubetti

- ❖ $\frac{1}{4}$ di tazza di anacardi crudi

- ❖ 3 cucchiai d'acqua, più se necessario

- ❖ 2 cucchiai di aceto di mele

- ❖ 2 cucchiai di olio d'oliva

- ❖ 1 peperoncino chipotle da una lattina di chipotles in adobo *

- ❖ 1 spicchio d'aglio

- ❖ $\frac{1}{2}$ cucchiaino di cipolla in polvere

- ❖ $\frac{1}{2}$ cucchiaino di sale marino

Per i nachos:

- ❖ Patatine tortilla

- ❖ $\frac{1}{2}$ tazza di pomodorini a dadini

- ❖ $\frac{1}{3}$ tazza di fagioli neri cotti, scolati e

sciacquati

❖ ½ tazza di salsa all'ananas

❖ ¼ di tazza di cipolla rossa a dadini

❖ ¼ di tazza di coriandolo tritato

PASSI

1. Preparare la salsa: mettere il cavolfiore e le patate in una casseruola media e coprire con acqua fredda di circa 1 pollice. Aggiungi un pizzico di sale. Portare a ebollizione, quindi ridurre la fiamma a ebollizione e cuocere senza coperchio finché non diventa tenera, da 8 a 10 minuti.

2. Scolare, lasciare raffreddare leggermente, quindi mettere in un frullatore ad alta velocità con gli anacardi, l'acqua, l'aceto di mele, l'olio d'oliva, il peperoncino chipotle, l'aglio, la cipolla in polvere e il sale. Frulla fino a ottenere un composto omogeneo.

3. Distribuire le patatine su un vassoio, condire con la salsa di cavolfiore chipotle e guarnire con i pomodorini, i fagioli neri, le palline di salsa all'ananas, la cipolla rossa e il coriandolo. Servite e gustate!

14.vegan burrito bowl

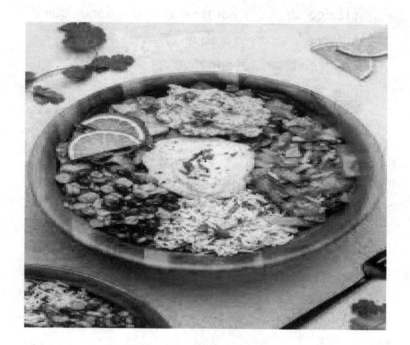

ingredienti

Ciotole

- ❖ 1 tazza di fagioli borlotti o fagioli neri cotti, scolati e sciacquati

- ❖ 1 o 2 peperoni chipotle tritati da una lattina di chipotles in adobo

- ❖ $\frac{1}{2}$ cucchiaino di olio extravergine di oliva, più per condire

- ❖ 1 tazza di riso al lime, bianco, marrone o coriandolo cotto

- ❖ 2 tazze di rucola, tritata

- ❖ $\frac{1}{2}$ tazza di guacamole

- ❖ $\frac{1}{2}$ tazza di salsa all'ananas

- ❖ $\frac{1}{4}$ di tazza di coriandolo tritato

- ❖ Sale marino e pepe nero appena macinato

Verdure

- ❖ 2 cappucci di funghi portobello

- ❖ Olio extravergine di oliva, per condire

❖ Salsa Adobo dalla lattina di chipotles usata sopra

❖ Sale marino e pepe nero appena macinato

❖ 1 peperone rosso, gambo, coste e semi privati, tagliati a listarelle

❖ 1 peperone verde, gambo, coste e semi privati, tagliati a listarelle

❖ 1 peperoncino jalapeño, coste e semi rimossi, tagliati a strisce sottili, facoltativo

PASSI

1. In una piccola ciotola, unire i fagioli con i peperoni chipotle, l'olio d'oliva, il succo di lime, $\frac{1}{4}$ di cucchiaino di sale e diverse macinate di pepe.

2. Preparare le verdure: preriscaldare una griglia a fuoco medio con una padella di ghisa all'interno. Griglierai i funghi direttamente sulla griglia e i peperoni a fette nella padella di ghisa.

3. Strofinare i cappelli di funghi interi con un filo d'olio d'oliva e qualche cucchiaio di salsa adobo. Usa abbastanza salsa per ricoprire bene i funghi su ogni lato. Cospargere con sale e pepe. Grigliare i portobellos (direttamente sulla griglia) 4-5 minuti per lato o finché non sono carbonizzati e teneri. Affetta appena prima di montare le ciotole.

4. Condite le strisce di peperone con un filo d'olio d'oliva e un pizzico di sale e pepe. Grigliare nella padella di ghisa o nella padella per 8-10 minuti, mescolando di tanto in tanto, fino a quando non è carbonizzato e morbido.

5. Assembla le ciotole con il riso, i fagioli, la rucola, i funghi a fette, i peperoni, il guacamole, le palline di salsa di ananas e il coriandolo. Servire con salsa extra e spicchi di lime extra a parte. (Nota: se volete condire / condire di più la vostra rucola e riso, irrorate con olio d'oliva, una spremuta di lime e un pizzico di sale e pepe).

15. peperoni poblano ripieni

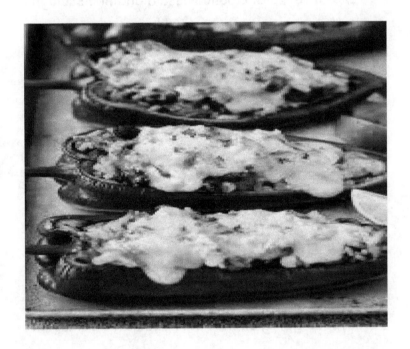

ingredienti

- ❖ 4 peperoni poblano medi

- ❖ Olio extravergine di oliva, per condire

- ❖ 1/3 di tazza di cipolla rossa a dadini o scalogno tritato

- ❖ 1 tazza colma di cimette di cavolfiore, spezzettate in piccoli pezzi

- ❖ 1/2 tazza di peperone rosso tagliato a dadini

- ❖ 1/2 cucchiaino di cumino

- ❖ 1/2 cucchiaino di coriandolo

- ❖ $\frac{1}{2}$ cucchiaino di origano

- ❖ 1 spicchio d'aglio, tritato

- ❖ 1 tazza di fagioli neri cotti, scolati e sciacquati

- ❖ 1 tazza di riso bianco o integrale cotto

- ❖ 3 tazze di spinaci freschi

- ❖ 2 cucchiai di succo di lime, più spicchi per servire

- ❖ $\frac{1}{4}$ di tazza di salsa tomatillo, acquistata in negozio o questa ricetta

❖ Sale marino e pepe nero appena macinato

❖ opzionale: formaggio Monterey Jack, per guarnire (vedi nota)

❖ Servire con:

❖ fette di avocado

❖ salsa tomatillo

❖ crema di anacardi del Cile verde, o formaggio cotija o feta

PASSI

1. Preriscalda il forno a 400 ° F e fodera una teglia con pepe pergamena.

2. Tagliate a metà i peperoni e privateli dei semi e delle costolette. Adagiare sulla teglia, irrorare con olio d'oliva e pizzichi di sale e pepe e arrostire per 15 minuti con il lato tagliato verso l'alto.

3. In una padella capiente, scalda 1 cucchiaio di olio d'oliva a fuoco medio. Aggiungere la cipolla, il cavolfiore, il peperone rosso, il cumino, il coriandolo, l'origano, l'aglio, 1/2 cucchiaino di sale e diverse macinate di pepe nero. Cuocere fino a quando la cipolla è morbida e il cavolfiore è leggermente dorato, da 5 a 8 minuti circa.

4. Togliere dal fuoco e incorporare i fagioli neri, il riso, gli spinaci, il succo di lime e la salsa di tomatillo. Assaggia e aggiusta i condimenti.

5. Versare il ripieno nei peperoni e infornare per 15 minuti.

6. Servire con fette di avocado, coriandolo, salsa

di tomatillo, crema di anacardi al peperoncino verde e fette di lime sul lato.

16.ciotola di burrito di riso al cavolfiore

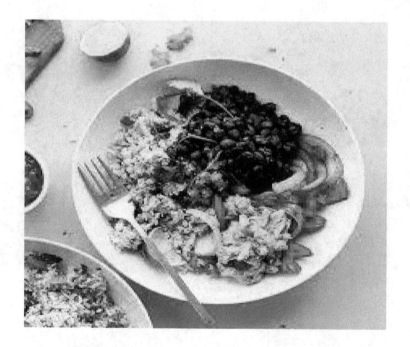

ingredienti

- ❖ Crema di anacardi al peperoncino verde

- ❖ 1 tazza di anacardi crudi *

- ❖ $\frac{3}{4}$ tazza d'acqua

- ❖ 2 cucchiai di succo di lime fresco

- ❖ 2 cucchiai di peperoncini verdi in scatola

- ❖ ⅓ tazza di coriandolo

- ❖ 1 spicchio d'aglio

- ❖ $\frac{1}{4}$ di cucchiaino di sale marino

Per le ciotole del burrito

- ❖ 3 tortillas di mais, tagliate a listarelle

- ❖ 1 ricetta Riso al cavolfiore condito

- ❖ 2 porri, parte bianca e verde chiaro, ben sciacquati e affettati

- ❖ 2 peperoni poblano, gambo, semi e costine rimossi, tagliati a fettine sottili

- ❖ 1 spicchio d'aglio, tritato

- ❖ $\frac{1}{2}$ cucchiaino di origano essiccato

- ❖ 1 tazza di fagioli neri cotti, scolati e sciacquati
- ❖ 2 manghi maturi, tagliati a cubetti
- ❖ 1 avocado, a dadini
- ❖ ½ tazza di coriandolo tritato
- ❖ spicchi di lime, per servire
- ❖ Olio extravergine d'oliva
- ❖ Sale marino e pepe nero appena macinato

PASSI

1. Prepara la crema di anacardi. In un frullatore, unisci gli anacardi, l'acqua, il succo di lime, i peperoncini verdi, il coriandolo, l'aglio e il sale. Frullare fino a ottenere una crema.

2. Prepara le ciotole per il burrito. Preriscalda il forno a 350 ° F e fodera una teglia con carta da forno. Posizionare le strisce di tortilla sulla teglia e condirle con un filo d'olio d'oliva e un pizzico di sale. Cuocere per 10 minuti o finché non sono croccanti. Togliere dal forno e mettere da parte.

3. In una padella media, scalda 1 cucchiaino di olio d'oliva a fuoco medio. Soffriggere i porri e i poblanos con un pizzico generoso di sale e pepe. Cuocere fino a renderle morbide per 7-10 minuti, quindi aggiungere l'aglio tritato e l'origano. Mescolate, cuocete per 1 minuto, poi aggiungete una spremuta di lime e togliete dal fuoco.

4. Assembla le ciotole di burrito con il riso al cavolfiore, la miscela di poblano, i fagioli neri, il mango, l'avocado e il coriandolo. Condire con la crema di anacardi e guarnire con le strisce di tortilla croccanti. Servire con spicchi di lime e ulteriore crema di anacardi.

17 Tacos di patate dolci all'avocado

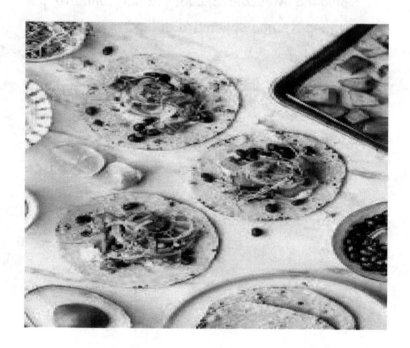

ingredienti

- ❖ 1 patata dolce media, a cubetti

- ❖ Olio extravergine di oliva, per condire

- ❖ 1/2 cucchiaino di peperoncino in polvere

- ❖ Da 4 a 6 tortillas, mi piacciono queste tortillas di mais bianco e frumento, o tortillas fatte in casa

- ❖ 1 tazza di fagioli neri, cotti, scolati e sciacquati

- ❖ Fette di lime, per servire

- ❖ Sale marino e pepe nero appena macinato

- ❖ Salsa allo yogurt di avocado

- ❖ 1/2 tazza di yogurt greco con latte intero

- ❖ 1 avocado piccolo

- ❖ 1/2 spicchio d'aglio

- ❖ Succo di 1 lime

- ❖ Sale marino e pepe nero fresco

- ❖ Condimenti opzionali:

- ❖ 1 avocado piccolo, tagliato a dadini

- ❖ 2 scalogni, tagliati a dadini

- ❖ Feta sbriciolata o formaggio Cotija

- ❖ Cipolline

- ❖ Microgreens o coriandolo fresco

PASSI

1. Preriscaldare il forno a 400 ° F e rivestire una grande teglia con carta da forno.

2. Condire le patate dolci con olio d'oliva, peperoncino in polvere, sale e pepe e distribuirle sulla teglia. Cuocere per 20 minuti o fino a doratura.

3. Prepara la salsa allo yogurt di avocado: in un piccolo robot da cucina, unisci lo yogurt, l'avocado, l'aglio, il succo di lime e qualche pizzico generoso di sale e pepe. Frullare fino a che liscio. Assaggia e aggiusta i condimenti. Lascia raffreddare fino al momento dell'uso.

4. Montare i tacos con un cucchiaio di salsa, le patate dolci arrostite, i fagioli neri e le guarnizioni desiderate. Condire con sale, pepe e una spremuta di lime.

18.Tacos ai funghi di Portobello

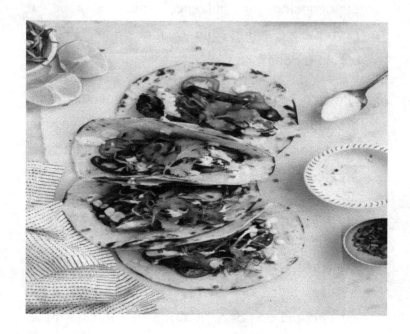

ingredienti

- ❖ $\frac{1}{2}$, 1 o 2 jalapeños (a seconda delle tue preferenze di spezie)

- ❖ 1 tazza di anacardi, messi a bagno per almeno 3 ore, quindi scolati

- ❖ 1 tazza d'acqua

- ❖ 1 cucchiaio di aceto di riso (o aceto di vino bianco)

- ❖ 1 cucchiaio di scalogno tritato

- ❖ $\frac{1}{2}$ cucchiaino di aglio in polvere (o 1 spicchio d'aglio)

- ❖ $\frac{1}{2}$ tazza di cetriolo tritato e sbucciato

- ❖ Spremuta di limone

- ❖ Sale marino e pepe nero appena macinato

- ❖ $\frac{1}{4}$ di tazza di erba cipollina tritata

- ❖ 2 cappucci di funghi portobello, privati dei gambi

- ❖ Spruzzata d'olio d'oliva

- ❖ Spruzzata di salsa di soia

❖ Spruzzata di aceto balsamico

❖ 1 avocado grande, a fette

❖ 1 tazza di cavolo rosso sminuzzato

❖ Manciata di coriandolo

❖ 1 jalapeño, tagliato a fettine sottili, facoltativo

❖ 6 tortillas, farina o mais, scaldate o grigliate

PASSI

1. Arrostisci i jalapeños. Puoi farlo su una stufa a gas, in una padella di ghisa asciutta o sotto la griglia del forno. Arrostire fino a quando la pelle all'esterno è nera e vescica. Togliere dal fuoco, mettere in una ciotola e coprire con un canovaccio da cucina o della pellicola per 10 minuti. Una volta che sono fredde al tatto, rimuovi la buccia (puoi usare le mani o un coltello - dovrebbe staccarsi abbastanza facilmente).

2. Rimuovi il gambo ei semi dei tuoi jalapeños e mettili in un frullatore con gli anacardi, l'acqua, l'aceto, lo scalogno, l'aglio, il cetriolo, il limone, il sale e il pepe. Frulla fino a ottenere un composto omogeneo e cremoso, aggiungendo altra acqua se necessario, per far muovere il frullatore. Assaggia e regola i condimenti, aggiungendo più sale, pepe o limone a tuo piacimento. Incorporare l'erba cipollina tritata. Lascia raffreddare fino al momento dell'uso.

3. Affettate i funghi portobello. Disporli su un piatto e condirli con olio d'oliva, salsa di soia,

balsamico e pepe nero macinato fresco. Usa le mani per ricoprire i funghi su tutti i lati.

4. Riscalda una griglia o una bistecchiera a fuoco medio-alto. Grigliare le fette di funghi su entrambi i lati finché non si formano segni di carbonizzazione, circa 3-4 minuti per lato.

5. Montare i tacos con funghi, avocado, cavolo, coriandolo, jalapeños a fette, se si utilizza. Servire con salsa jalapeño.

19.veggie burger ricetta

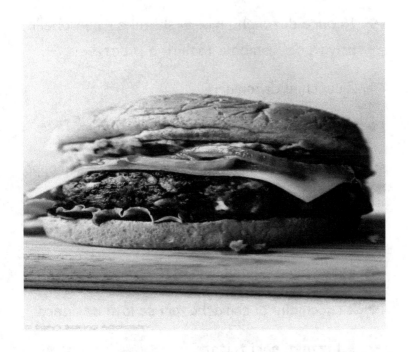

ingredienti

- ❖ 2 cucchiai di olio extravergine di oliva, più per condire

- ❖ 2 scalogni, tritati ($\frac{2}{3}$ tazza)

- ❖ 16 once di funghi, mix di shiitake + portobello, privati del gambo e tagliati a cubetti

- ❖ 2 cucchiai di tamari

- ❖ $\frac{1}{4}$ di tazza di aceto balsamico

- ❖ 1 cucchiaio di mirin o $\frac{1}{2}$ cucchiaino di sciroppo d'acero

- ❖ 2 spicchi d'aglio, tritati

- ❖ $\frac{1}{2}$ cucchiaino di paprika affumicata

- ❖ 2 cucchiaini di sriracha, più se lo si desidera

- ❖ $\frac{1}{2}$ tazza di noci tritate

- ❖ $\frac{1}{4}$ di tazza di semi di lino macinati

- ❖ 2 tazze di riso integrale a grani corti cotto, appena cotto in modo che sia appiccicoso *

- ❖ 1 tazza di pangrattato panko, diviso

- ❖ Salsa vegana Worcestershire, per spennellare

- ❖ Spray da cucina antiaderente, per grigliare

- ❖ Panini per hamburger e fissaggi per hamburger desiderati

- ❖ Sale marino e pepe nero appena macinato

PASSI

1. Riscaldare l'olio d'oliva in una padella media a fuoco medio. Aggiungere lo scalogno e rosolare fino a renderlo morbido, 1 minuto. Aggiungere i funghi, un generoso pizzico di sale e rosolare fino a quando saranno morbidi e dorati, da 6 a 9 minuti, abbassando leggermente la fiamma, se necessario.

2. Incorporare il tamari, l'aceto e il mirin. Mescolare, ridurre la fiamma, quindi aggiungere l'aglio, la paprika affumicata e la sriracha. Togli la padella dal fuoco e lascia raffreddare leggermente.

3. In un robot da cucina, unire i funghi saltati, le noci, i semi di lino, il riso integrale e $\frac{1}{2}$ tazza di panko. Frullare fino a quando non sarà ben amalgamato.

4. Trasferire in una ciotola grande e incorporare il panko rimanente.

5. Formare 8 polpette delle dimensioni di un cursore o 6 polpette delle dimensioni di un hamburger.

6. Preriscalda una griglia a fuoco medio-alto. Spruzzare la griglia con uno spray da cucina antiaderente e irrorare o spennellare le polpette con olio d'oliva. Griglia per 4-5 minuti per lato o finché non si formano segni di carbonizzazione. Togliere dalla griglia, spennellare con salsa Worcestershire e servire con le guarnizioni desiderate.

20.BBQ panini al jackfruit

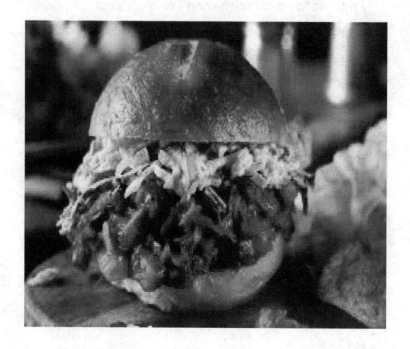

ingredienti

- ❖ 2 peperoni chipotle + 2 cucchiai di salsa da una lattina di chipotles in salsa adobo

- ❖ $\frac{1}{2}$ tazza di ketchup

- ❖ $\frac{1}{4}$ di tazza di aceto di mele

- ❖ 2 spicchi d'aglio

- ❖ 1 cucchiaino di senape di Digione

- ❖ $\frac{1}{2}$ cucchiaino di paprika affumicata

- ❖ $\frac{1}{2}$ cucchiaino di cumino

- ❖ Pepe nero appena macinato

- ❖ Jackfruit

- ❖ 1 cucchiaio di olio extravergine d'oliva

- ❖ 1 cipolla gialla piccola, tagliata a fettine sottili

- ❖ $\frac{1}{4}$ di cucchiaino di sale marino

- ❖ 1 (20 once) può il jackfruit non maturo, scolato

- ❖ $\frac{1}{2}$ tazza di acqua

- ❖ 2 tazze di cavolo tritato

- ❖ Coriandolo tritato da 1/4 di tazza

- ❖ ½ cucchiaio di succo di lime

- ❖ ½ cucchiaino di olio d'oliva

- ❖ Sale marino e pepe nero appena macinato

Per servire

- ❖ 8 panini scorrevoli o 6 panini per hamburger

- ❖ Fissaggi desiderati: sottaceti, senape, peperoni serrano, ecc.

PASSI

1. Prepara la salsa barbecue: in un robot da cucina, mescola i peperoni chipotle, la salsa adobo, il ketchup, l'aceto, l'aglio, la senape, la paprika, il cumino e qualche macinata di pepe fino a che liscio. Mettere da parte.

2. Preparare il jackfruit tirando sminuzzando i pezzi con le mani (vedi foto), scartando eventuali pezzi più duri del torsolo. In una padella capiente, scalda 1 cucchiaio di olio d'oliva a fuoco medio. Aggiungere la cipolla

affettata e il sale e cuocere, mescolando di tanto in tanto, fino a renderla morbida, da 8 a 10 minuti, abbassando la fiamma se necessario. Quindi aggiungere il jackfruit sminuzzato e cuocere 5 minuti, mescolando di tanto in tanto. Se necessario, aggiungi una spruzzata d'acqua per evitare che si attacchi alla padella. Incorporare 1/2 tazza di acqua e metà della salsa barbecue. Abbassa la fiamma, copri e lascia sobbollire per 20 minuti. Togliere il coperchio e incorporare metà della restante salsa barbecue, riservando il resto per servire.

3. Prepara lo slaw: in una ciotola medio-grande, unisci il cavolo cappuccio, il coriandolo, il succo di lime, l'olio d'oliva e un pizzico di sale e pepe.

4. Servire i cursori con il jackfruit, la restante salsa barbecue, lo slaw e gli accessori desiderati.

21 polpette di vegan

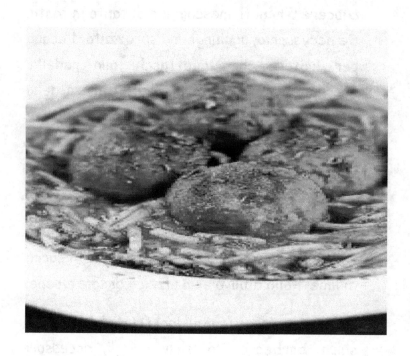

ingredienti

1. ½ cucchiaino di olio extravergine di oliva, più per condire

2. ½ cipolla gialla (circa 1 tazza tritata)

3. 8 once di funghi, privati del gambo, tritati

4. 1 tazza di fagioli neri cotti, scolati e sciacquati

5. 2 spicchi d'aglio grandi, tritati

6. 1 cucchiaio di aceto balsamico

7. 1 cucchiaio di tamari

8. ½ tazza di noci

9. 1½ tazza di riso integrale cotto

10. ½ cucchiaino di peperoncino in polvere

11. ½ cucchiaino di cipolla in polvere

12. ½ cucchiaino di sale marino

13. ½ cucchiaino di pepe nero appena macinato

14. 1 tazza di pangrattato panko

15. 6 panini morbidi o baguette morbida affettata

16. 2 tazze di salsa marinara in barattolo o fatta in casa

17. ½ tazza di basilico fresco tritato

18. Diverse manciate di rucola, facoltativo

19. Parmigiano (saltare se vegano) o parmigiano vegano, facoltativo

PASSI

1. In una padella capiente, scaldare $\frac{1}{2}$ cucchiaino
   di olio d'oliva a fuoco medio. Aggiungere la
   cipolla e cuocere finché non si ammorbidisce,
   circa 2 minuti. Aggiungere i funghi, un pizzico
   di sale e di pepe e cuocere finché non sono
   dorati e morbidi, da 5 a 8 minuti. Aggiungere $\frac{1}{2}$
   tazza di fagioli neri, l'aglio, l'aceto balsamico
   e la salsa tamari e cuocere per 2 minuti o
   finché tutto sarà ben dorato e morbido. Togli
   il composto dal fuoco e lascia raffreddare
   leggermente.

2. In un robot da cucina, frulla le noci.
   Aggiungere la miscela di funghi e frullare 2 o
   3 volte fino a quando non sono ben combinati.
   Non frullare o la miscela sarà troppo pastosa.
   Aggiungere la rimanente $\frac{1}{2}$ tazza di fagioli neri
   e frullare brevemente. Trasferire il composto
   in una grande ciotola e incorporare il riso
   integrale, il peperoncino in polvere, la cipolla in
   polvere, il sale e il pepe. Mescolare fino a
   quando combinato. Assaggia e aggiusta i
   condimenti.

3. Preriscalda il forno a 400 ° F e fodera una

grande teglia con carta da forno. Distribuire il pangrattato di panko su un piatto. Formare il composto in palline da 18-1$\frac{1}{2}$ pollice e arrotolare delicatamente le briciole, usando il pangrattato per tamponare il composto in palline coese. Posizionare sulla teglia e conservare in frigorifero per 20 minuti o durante la notte.

4. Condire generosamente con olio d'oliva e infornare per 35-40 minuti, girando con attenzione a metà cottura.

5. Riscaldare la salsa marinara in una padella e aggiungere le polpette. Riscaldare fino a quando non si è appena riscaldato e servire immediatamente sui panini con rucola, basilico e parmigiano, se lo si desidera. (Suggerimento: non lasciare che le polpette si siedano nella salsa troppo a lungo o inizieranno a cadere a pezzi).

22.Le migliori ricette di tempeh al forno

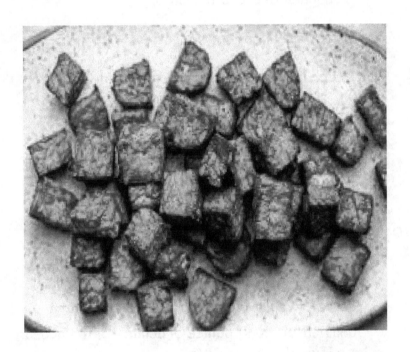

ingredienti

* 1 (8 once) confezione tempeh

* ¼ di tazza di tamari

* 2 cucchiai di aceto di riso

* 2 cucchiai di sciroppo d'acero

* 1 cucchiaio di olio extravergine d'oliva

* 1 cucchiaino di sriracha

* Pepe nero appena macinato

PASSI

1. Tagliare il tempeh a cubetti, metterlo in un cestello per la cottura a vapore e metterlo su una pentola con 1 pollice di acqua. Porta l'acqua a ebollizione, copri e lascia cuocere a vapore per 10 minuti. Questo lo aiuta a diventare tenero e pronto per assorbire più sapore dalla marinata.

2. In una piccola ciotola, sbatti insieme il tamari, l'aceto, lo sciroppo d'acero, l'olio d'oliva, la

sriracha e diverse macinate di pepe. Mettere il tempeh in un piatto fondo e versarvi sopra la marinata per ricoprire. Lasciar marinare per almeno 30 minuti.

3. Preriscalda il forno a 425 ° F e fodera una teglia con carta da forno.

4. Disporre i cubetti sulla teglia, riservando la marinata in eccesso.

5. Cuocere 10 minuti. Sfornare e spennellare altra marinata sui cubetti. Cuocere altri 10 minuti o fino a quando i cubetti sono carbonizzati attorno ai bordi. Gustalo su insalate o ciotole di cereali.

23.Ricetta del panino con insalata di ceci

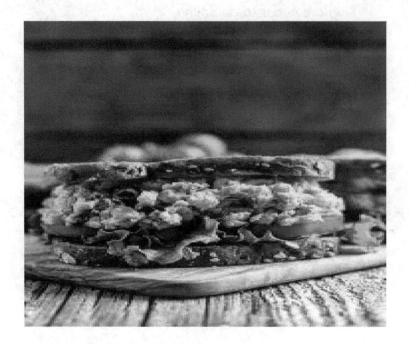

ingredienti

insalata di ceci

- ❖ 1 $\frac{1}{2}$ tazza di ceci cotti, scolati e sciacquati

- ❖ 2 cucchiai di tahini

- ❖ 1 cucchiaino di senape di Digione

- ❖ $\frac{1}{2}$ spicchio d'aglio

- ❖ 1 cucchiaino di capperi

- ❖ 1 cipolla verde, tritata

- ❖ 2 cucchiai di coriandolo tritato

- ❖ 2 cucchiai di succo di limone fresco

- ❖ sale marino e pepe nero appena macinato

Per i panini

- ❖ una manciata di fagiolini sottili, mondati

- ❖ 1 baguette morbida, tagliata a metà

- ❖ 8-10 olive Kalamata, snocciolate e tagliate a metà

- ❖ cipolla rossa tagliata a fettine sottili, sciacquata e asciugata

- ❖ maionese vegana (o maionese normale), da spalmare

- ❖ $\frac{1}{4}$ di cetriolo inglese, tagliato a fettine sottili

- ❖ 1 ravanello, tagliato a fettine sottili

- ❖ 6-8 foglie di basilico fresco

- ❖ sale marino e pepe nero appena macinato

PASSI

1. Prepara l'insalata di ceci: in un robot da cucina, unisci i ceci, il tahini, la senape di Digione, l'aglio, i capperi, le cipolle verdi, il coriandolo, il succo di limone e un pizzico di sale e pepe. Frullare fino a quando combinato, ma non frullare. Condire a piacere.

2. Sbollenta i fagiolini. Portare a ebollizione una piccola pentola di acqua salata e posizionare una ciotola di acqua ghiacciata nelle vicinanze. Lascia cadere i fagiolini nell'acqua bollente per 1 minuto e mezzo, quindi versali nell'acqua ghiacciata per interrompere il processo di cottura. Una volta freddo, scolatelo, asciugatelo e tagliatelo in pezzi da 1 pollice.

3. Montare i panini: distribuire l'insalata di ceci su un lato della baguette. Premere i fagiolini tritati nell'insalata di ceci e guarnire con le olive e le fette di cipolla rossa. Distribuire uno strato di maionese sull'altra metà della baguette e guarnire con i cetrioli, i ravanelli e il basilico affettati. Condite con sale e pepe a piacere. Premi insieme, affetta e divertiti!

24.Ricetta per hamburger di fagioli neri

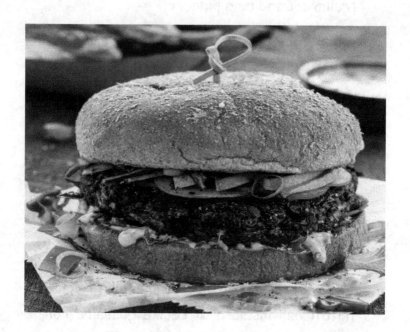

ingredienti

- ❖ 3 tazze di fagioli neri cotti, scolati e sciacquati

- ❖ ⅓ tazza di cipolla gialla grattugiata *, (circa 1/2 media)

- ❖ 2 spicchi d'aglio, tritati

- ❖ 2 peperoni chipotle da una lattina di chipotles in adobo, a dadini, più 2 cucchiai di salsa adobo

- ❖ 1 cucchiaio di tamari

- ❖ 1 cucchiaio di aceto balsamico

- ❖ 1 cucchiaino di cumino

- ❖ ½ cucchiaino di sale marino

- ❖ ½ cucchiaino di pepe nero

- ❖ 1 uovo **

- ❖ 1 tazza di pangrattato panko

- ❖ Olio extravergine di oliva, per spennellare

- ❖ Spray da cucina, se grigliate

- ❖ Panini per hamburger e fissaggi desiderati, per servire

PASSI

1. In una grande ciotola, unisci i fagioli, la cipolla, l'aglio, i chipotles, la salsa adobo, il tamari, il balsamico, il cumino, il sale e il pepe. Usa uno schiacciapatate per schiacciare fino a quando il composto non si tiene insieme ma ha ancora alcuni pezzi visibili di fagioli neri. Aggiungi l'uovo e usa una spatola per piegare fino a quando non sarà combinato. Quindi, piega il panko.

2. Usa le mani per formare 6 polpette. La miscela dovrebbe essere coesa e un po 'bagnata. Se è troppo umido per essere maneggiato, lascialo raffreddare in frigorifero per 20 minuti per rassodare o schiacciare un po 'di più i fagioli.

3. Riscalda una padella di ghisa a fuoco medio. Spennellate con un filo d'olio e cuocete gli hamburger per circa 5 minuti per lato, fino a quando saranno carbonizzati su entrambi i lati, abbassando la fiamma se necessario. Il momento esatto dipenderà dal calore della stufa e delle pentole.

4. In alternativa, preriscalda una griglia

all'aperto a 400 ° F. Spennellare leggermente le polpette con olio d'oliva, spruzzare le grate della griglia e grigliare per 8 minuti sul primo lato e 4 minuti sul secondo.

5. Servire con panini per hamburger e fissaggi desiderati.

25 involtini di sushi maki

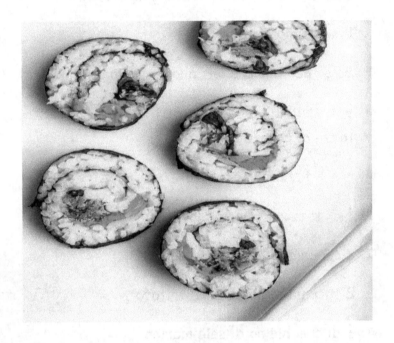

ingredienti

- ❖ Shiitake arrosto

- ❖ 6 once di funghi shiitake

- ❖ 1 cucchiaio di olio extravergine d'oliva

- ❖ 1 cucchiaio di tamari

- ❖ Salsa per immersione allo zenzero e carote

- ❖ $\frac{1}{2}$ tazza di carote arrostite tritate, circa $\frac{3}{4}$ tazza di carote crude

- ❖ $\frac{1}{3}$ a $\frac{1}{2}$ tazza di acqua

- ❖ $\frac{1}{4}$ di tazza di olio extravergine di oliva

- ❖ 2 cucchiai di aceto di riso

- ❖ 2 cucchiaini di zenzero tritato

- ❖ $\frac{1}{4}$ di cucchiaino di sale marino

- ❖ Riso per sushi

- ❖ 1 tazza di riso integrale a grani corti, ben sciacquata

- ❖ 2 tazze d'acqua *

- ❖ 1 cucchiaino di olio extravergine d'oliva

- ❖ 2 cucchiai di aceto di riso

- ❖ 1 cucchiaio di zucchero di canna

- ❖ 1 cucchiaino di sale marino

Per i panini

- ❖ 3 fogli nori

- ❖ 1 tazza di cavolo rosso tagliato a fettine sottili

- ❖ 3 strisce lunghe e sottili di cetriolo

- ❖ $\frac{1}{2}$ avocado, tagliato a listarelle

- ❖ Semi di sesamo, da spolverare

- ❖ Tamari, per servire

- ❖ Zenzero sottaceto, facoltativo, per servire

PASSI

1. Preparare gli shiitake arrostiti: preriscaldare il forno a 400 ° F e rivestire una teglia grande e una piccola con carta da forno. Condire i funghi shiitake con l'olio d'oliva e il tamari e mescolare per ricoprire. Distribuire in uno strato uniforme sulla teglia grande. Cuocere per 25-30 minuti o fino a doratura sui bordi. Sulla seconda sfoglia arrostire le carote per la salsa.

2. Prepara la salsa di carote e zenzero: in un frullatore, unisci le carote arrostite, l'acqua, l'olio d'oliva, l'aceto di riso, lo zenzero e il sale e frulla fino a ottenere una crema. Lascia raffreddare fino al momento dell'uso e metti da parte gli shiitake finché non sei pronto per arrotolare.

3. Prepara il riso per sushi: in una casseruola media, unisci il riso, l'acqua e l'olio d'oliva e porta a ebollizione. Coprite, abbassate la fiamma e lasciate cuocere per 45 minuti. Togli il riso dal fuoco e lascia riposare, coperto, per altri 10 minuti. Fluff con una forchetta e unisci l'aceto di riso, lo zucchero e il sale. Copri fino

al momento dell'uso.

4. Assembla i rotoli di maki sushi. Metti una piccola ciotola d'acqua e un canovaccio vicino all'area di lavoro perché le tue mani diventeranno appiccicose. Posizionare un foglio di nori, con il lato lucido rivolto verso il basso, su una stuoia di bambù e premere una manciata di riso sui due terzi inferiori del foglio. In fondo al riso mettete i condimenti (vedi foto). Non riempire eccessivamente o sarà più difficile rotolare. Usa il tappetino di bambù per piegare e arrotolare il nori. Una volta arrotolato, usa il tappetino di bambù per premere delicatamente e modellare il rotolo. Posizionare il rotolo di lato, con il lato tagliato rivolto verso il basso. Ripeti con i rotoli rimanenti.

5. Usa un coltello da chef affilato per tagliare il sushi. Pulisci il coltello con un panno umido tra i tagli.

6. Cospargere con i semi di sesamo. Servire con salsa di immersione, tamari e zenzero sottaceto, se lo si desidera.

26.Sesame Soba Noodles

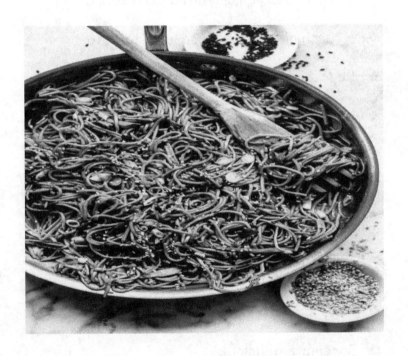

ingredienti

Condimento al sesamo

- ❖ ¼ di tazza di aceto di riso

- ❖ 2 cucchiai di tamari, altro per servire

- ❖ ½ cucchiaino di olio di sesamo tostato

- ❖ 1 cucchiaino di zenzero grattugiato

- ❖ 1 spicchio d'aglio grattugiato

- ❖ ½ cucchiaino di sciroppo d'acero o miele

- ❖ Per i Soba Noodles

- ❖ 6 once di soba noodles *, vedi nota

- ❖ Olio di sesamo, per condire

- ❖ 2 avocado, affettati

- ❖ Spremute di limone

- ❖ 2 tazze di piselli a schiocco sbollentati

- ❖ ¼ di tazza di edamame

- ❖ 1 ravanello anguria o 2 ravanelli rossi, tagliati a fettine sottili

- ❖ 1/4 tazza di foglie di menta fresca

- ❖ semi di sesamo

PASSI

1. Prepara il condimento: in una piccola ciotola, unisci l'aceto, il tamari, l'olio di sesamo, lo zenzero, l'aglio e il miele. Mettere da parte.

2. Portare a ebollizione una pentola d'acqua non salata e cuocere gli spaghetti di soba secondo le indicazioni sulla confezione. Scolare e sciacquare bene in acqua fredda. Questo aiuta a rimuovere gli amidi che causano la formazione di grumi. Condisci le tagliatelle con il condimento e dividile in 2 o 4 ciotole. Spremere il succo di limone fresco sulle fette di avocado e aggiungerle alle ciotole insieme ai piselli, l'edamame, il ravanello, la menta e cospargere di semi di sesamo. Condisci con altro tamari o olio di sesamo, se lo desideri.

27 ricette pho vegetariane

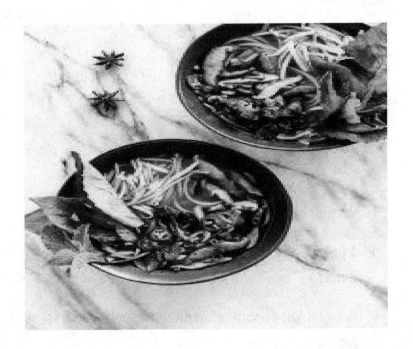

ingredienti

- ❖ 2 anice stellato

- ❖ 1 stecca di cannella

- ❖ 1 cucchiaio di pepe in grani interi

- ❖ $\frac{1}{4}$ di cucchiaino di chiodi di garofano interi

- ❖ 5 tazze d'acqua

- ❖ $\frac{1}{2}$ cipolla gialla piccola, tagliata a pezzi da 1 pollice

- ❖ 2 spicchi d'aglio, schiacciati

- ❖ 1 pezzo di zenzero fresco da 2 pollici, tagliato a metà

- ❖ 4 once di funghi shiitake, i gambi rimossi e messi da parte

- ❖ $\frac{1}{4}$ di tazza di tamari, più a piacere

- ❖ 1 cucchiaio di aceto di riso, più a piacere

- ❖ 2 scalogni, tritati finemente

- ❖ 2 baby bok choy, tagliati in quarti nel senso della lunghezza

* $\frac{1}{2}$ tazza di edamame congelato

* 4 once di spaghetti di riso cotti

Per servire:

* Fette di lime

* Germogli di fagioli mung

* Erbe fresche: basilico, menta e / o coriandolo

* Sriracha, peperoncini tailandesi a fette o jalapeños a fette

PASSI

1. In una pentola media a fuoco basso, unire l'anice stellato, la stecca di cannella, i grani di pepe e i chiodi di garofano e mescolare fino a renderli fragranti, circa 30 secondi.

2. Aggiungere l'acqua, la cipolla, l'aglio, lo zenzero e i gambi dei funghi shiitake. Cuocere a fuoco lento per 20 minuti, quindi filtrare e rimettere il liquido nella pentola.

3. Affetta i cappucci dei funghi shiitake e aggiungili nella pentola insieme al tamari, all'aceto di riso e allo scalogno. Fai bollire 15 minuti.

4. Aggiungere il bok choy e l'edamame e cuocere finché sono teneri, 5-8 minuti. Assaggia e condisci con più tamari per la profondità del sapore e più aceto di riso per il piccante, se lo desideri.

5. Versare la zuppa in 2 ciotole sopra gli spaghetti di riso cotti. Servire con fette di lime, germogli, erbe aromatiche, sriracha, peperoncino e altro tamari a parte.

28 Rotolo di sushi al cetriolo avocado

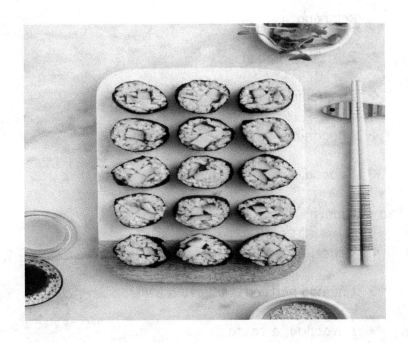

ingredienti

- ❖ Riso per sushi

- ❖ 1 tazza di riso integrale a grani corti, ben sciacquata

- ❖ 2 tazze d'acqua

- ❖ 2 cucchiai di aceto di riso

- ❖ 1 cucchiaio di zucchero

- ❖ 1 cucchiaino di sale marino

Per i panini:

- ❖ 1 cetriolo, tagliato a strisce lunghe

- ❖ 1 mango maturo, tagliato a strisce verticali

- ❖ 1 avocado, a fette

- ❖ ⅓ tazza di micro verdure, opzionale

- ❖ 2 cucchiai di semi di sesamo, facoltativo

- ❖ 4 fogli nori

- ❖ Servire con

- ❖ salsa tamari o ponzu

❖ Salsa di arachidi al cocco da questa ricetta, facoltativa

PASSI

1. Prepara il riso per sushi: in una casseruola media, unisci il riso, l'acqua e l'olio d'oliva e porta a ebollizione. Coprite, abbassate la fiamma e lasciate cuocere per 45 minuti. Togli il riso dal fuoco e lascia riposare, coperto, per altri 10 minuti. Fluff con una forchetta e unisci l'aceto di riso, lo zucchero e il sale. Copri fino al momento dell'uso.

2. Assembla gli involtini di sushi: metti una piccola ciotola d'acqua e un canovaccio vicino all'area di lavoro perché le tue mani diventeranno appiccicose. Posizionare un foglio di nori, con il lato lucido rivolto verso il basso, su una stuoia di bambù e premere una manciata di riso sui due terzi inferiori del foglio. In fondo al riso mettete i condimenti (vedi foto). Non riempire eccessivamente o sarà più difficile rotolare. Usa il tappetino di bambù per piegare e arrotolare il nori. Una volta arrotolato, usa il tappetino di bambù per premere delicatamente e modellare il rotolo. Posizionare il rotolo di lato, con il lato tagliato rivolto verso il basso. Ripeti con i rotoli

rimanenti.

3. Usa un coltello da chef affilato per tagliare il sushi. Pulisci il coltello con un panno umido tra i tagli.

4. Servire immediatamente con salsa tamari o ponzu e salsa di arachidi al cocco, se si utilizza.

29.Ciotola di noodle al sesamo

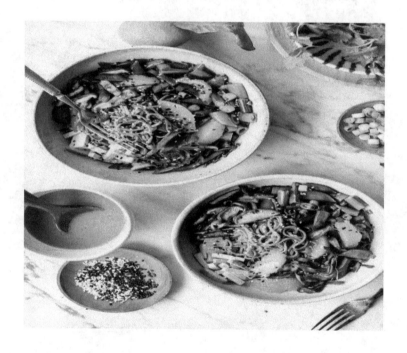

ingredienti

Condimento / salsa

- ❖ 2 cucchiai di pasta di miso bianco

- ❖ 2 cucchiai di aceto di riso

- ❖ 2 cucchiai di tamari

- ❖ $\frac{1}{2}$ cucchiaio di olio di sesamo tostato

- ❖ (più succo in eccesso dall'arancia sotto)

Ciotole

- ❖ 1 arancia media

- ❖ 2 tazze di cavolo rosso sminuzzato

- ❖ 3 once di spaghetti di soba, cotti, scolati e sciacquati * (vedi nota)

- ❖ Olio extravergine di oliva, per condire

- ❖ ⅓ tazza di scalogno tritato (circa 3)

- ❖ 1 tazza di piselli a schiocco, privati dei fili e tritati

- ❖ 8 once di funghi shiitake, privati del gambo e affettati

- ❖ 7 once di tofu al forno, proteine a fette o cotte a scelta

- ❖ semi di sesamo

- ❖ Manciata di erbe fresche, coriandolo o menta, facoltativo

- ❖ Sale marino

PASSI

1. Prepara il condimento: in una piccola ciotola, sbatti insieme il miso, l'aceto di riso, il tamari e l'olio di sesamo fino a quando non sono ben amalgamati. Affetta gli spicchi dell'arancia, mettili da parte e spremi il succo in eccesso dell'arancia nella salsa.

2. Prepara le ciotole: Dividi il cavolo rosso in due o tre ciotole. Condire con un po 'di condimento e mescolare delicatamente per ricoprire. Metti il soba cotto accanto al cavolo nelle ciotole.

3. In una padella, scaldare un filo di olio d'oliva e aggiungere lo scalogno e i piselli a schiocco e cuocere, mescolando fino a quando non si sarà leggermente riempito di vesciche ma ancora di un verde vibrante, per circa 2 minuti. Rimuovere e aggiungere alle ciotole.

4. Aggiungere altro olio d'oliva nella padella e aggiungere i funghi e un pizzico di sale e cuocere finché i funghi non saranno teneri, circa 8 minuti. Dividi i funghi nelle ciotole e aggiungi gli spicchi d'arancia, il tofu, i semi di

139

sesamo e le erbe se li usi. Condire con un po 'del condimento rimasto e servire il resto a parte. (Nota: il condimento è leggermente salato, quindi un po 'fa molto - aggiungilo a piacere e salva eventuali extra per insalate / ciotole più avanti nella settimana).

30. Ciotola Spiralized Daikon "Rice Noodle"

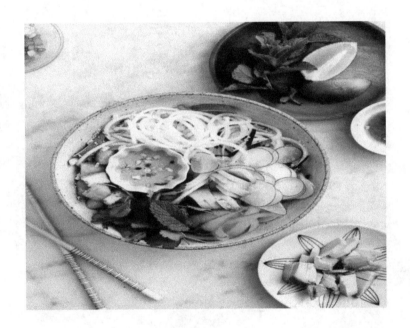

ingredienti

- ❖ 8 once di tofu extra-duro, tagliato a cubetti

- ❖ 1 daikon, almeno 2 "di diametro e circa 5" di lunghezza

- ❖ 1 cetriolo medio

- ❖ 2 carote, sbucciate a strisce

- ❖ 2 ravanelli, tagliati a fettine sottili

- ❖ $\frac{1}{2}$ avocado, a dadini

- ❖ $\frac{1}{4}$ di tazza di coriandolo

- ❖ $\frac{1}{4}$ tazza di foglie di menta

- ❖ 2 scalogni, tagliati a fettine sottili

- ❖ 2 cucchiai di anacardi tostati e tritati

- ❖ olio extravergine d'oliva

- ❖ sale marino

- ❖ Sriracha

- ❖ spicchi di lime, per servire

- ❖ Salse: Tamari-lime e anacardi cremosi

❖ 2 cucchiai di tamari

❖ 2 spicchi d'aglio piccoli, tritati

❖ 4 cucchiaini di succo di lime fresco

❖ 4 cucchiaini di aceto di riso

❖ 1 cucchiaio di zucchero di canna (o acero o agave)

❖ $\frac{1}{4}$ di tazza d'acqua

❖ 1 cucchiaio e mezzo di burro di anacardi cremoso (o burro di arachidi)

PASSI

1. Preriscalda il forno a 400 ° F. Foderate una teglia con carta forno e stendete il tofu sulla teglia. Condire con un filo d'olio d'oliva e una generosa presa di sale. Cuocere per 15-17 minuti o fino a doratura attorno ai bordi. Sfornare e condire con una spruzzata di sriracha.

2. Prepara le salse. In una piccola ciotola, mescola il tamari, l'aglio, il succo di lime, l'aceto di riso,

lo zucchero e l'acqua. Versare metà della salsa in un'altra piccola ciotola. Sbatti quella metà con il burro di anacardi. Condire a piacere e mettere da parte.

3. Usa uno spiralizer (o un pelapatate a julienne) per tagliare il daikon e il cetriolo in "noodles". Porziona le verdure a base di pasta in due ciotole e aggiungi i nastri di carote, le fette di ravanello, l'avocado a cubetti, il coriandolo, la menta, lo scalogno, il tofu e gli anacardi.

4. Servire le ciotole con salsa tamari lime e anacardi cremosa e spicchi di lime a parte.

31.Bok Choy Stir Fry

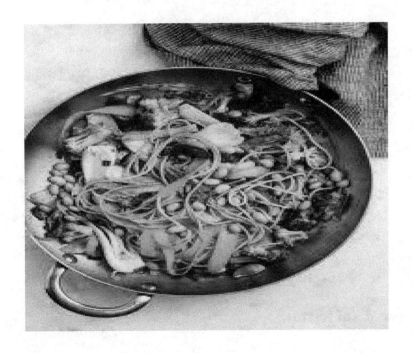

ingredienti

salsa:

- ❖ 1 cucchiaio e mezzo di tamari

- ❖ 2 cucchiai di aceto di riso

- ❖ 1 cucchiaino di succo di lime fresco, più fette di lime extra per servire

- ❖ $\frac{1}{2}$ cucchiaino di miele (o sciroppo d'acero se vegano)

- ❖ $\frac{1}{2}$ cucchiaino di zenzero tritato

- ❖ 1 spicchio d'aglio piccolo, tritato

- ❖ $\frac{1}{2}$ cucchiaino di olio di sesamo

per il soffritto:

- ❖ 1 cucchiaio di olio di semi di girasole (o qualsiasi olio ad alta temperatura)

- ❖ 4 once di funghi shiitake, privati dei gambi, affettati

- ❖ $\frac{1}{2}$ broccolo a testa piccola, cimette tritate, gambi pelati a listarelle

- ❖ 2 scalogni, tritati

- ❖ 2 baby bok choy, tagliati verticalmente in quarti

- ❖ ½ tazza di edamame

- ❖ 1 carota, sbucciata a listarelle sottili

- ❖ 4 once di pasta di riso integrale * (vedi nota)

- ❖ 2 cucchiaini di semi di sesamo

- ❖ sambal o sriracha, per servire

PASSI

1. Prepara la salsa mescolando insieme il tamari, l'aceto di riso, il succo di lime, il miele, lo zenzero, l'aglio e l'olio di sesamo. Mettere da parte.

2. In una pentola di acqua bollente salata, cuocere le tagliatelle secondo le indicazioni sulla confezione fino al dente. Scolateli, sciacquateli e metteteli da parte (oppure lasciateli in acqua fredda o conditeli con un filo d'olio per evitare che si aggreghino).

3. Scalda l'olio in una padella capiente a fuoco medio. Aggiungere i funghi shiitake e i broccoli, mescolare per ricoprire quindi lasciare cuocere 1 o 2 minuti fino a quando i funghi iniziano ad ammorbidirsi ei broccoli iniziano a dorare. Scuoti bene la padella e mescola, quindi aggiungi lo scalogno, il bok choy e l'edamame. Cuocere, mescolando di tanto in tanto per altri 2 minuti, fino a quando il bok choy e i broccoli sono teneri ma ancora vibranti.

4. Aggiungere le carote e le tagliatelle e

mescolare. Aggiungere la salsa, mescolare di nuovo. Aggiungi una spruzzata di lime. Assaggia e aggiusta i condimenti. Cospargere con i semi di sesamo. Servire con fette di lime extra e sambal o sriracha a parte.

32 Zuppa cremosa di pomodoro

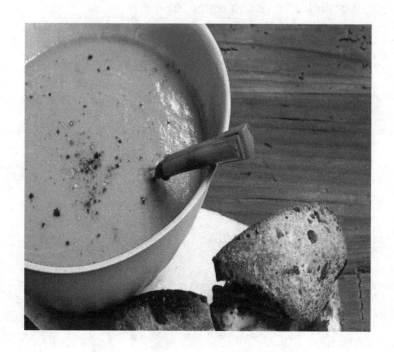

ingredienti

- ❖ 3 spicchi d'aglio, non pelati

- ❖ 4 pomodori freschi medi * (vedi nota)

- ❖ 1 cipolla gialla piccola, tagliata in quarti

- ❖ 1 lattina di pomodori a cubetti

- ❖ 1/3 di tazza di ceci cotti

- ❖ 1 cucchiaio di aceto balsamico

- ❖ $\frac{1}{2}$ cucchiaino di sciroppo d'acero

- ❖ 2 cucchiaini di foglie di timo fresco

- ❖ 1 cucchiaio di olio extravergine d'oliva

- ❖ $\frac{1}{4}$ a $\frac{1}{2}$ cucchiaino di fiocchi di peperone rosso

- ❖ Riempiendo $\frac{1}{2}$ cucchiaino di sale marino

- ❖ Pepe nero appena macinato

- ❖ per i crostini: (facoltativo)

- ❖ 8 fette di pane ai 7 cereali Simply Nature

- ❖ $\frac{1}{2}$ tazza di mozzarella vegana coltivata a terra

PASSI

1. Preriscalda il forno a 450 ° F e fodera una teglia con carta da forno.

2. Avvolgere gli spicchi d'aglio in un foglio di carta stagnola e disporli sulla teglia insieme ai pomodori interi e agli spicchi di cipolla. Condire con olio d'oliva e un pizzico di sale e pepe e cuocere per 20-25 minuti, o fino a quando i pomodori e le cipolle sono ben dorati. Pelare l'aglio e trasferire le verdure arrostite in un frullatore.

3. Abbassa la fiamma del forno a 400 ° F e fodera la teglia con un foglio di carta forno fresco.

4. Al frullatore, aggiungere i pomodori in scatola, i ceci, l'aceto balsamico, lo sciroppo d'acero, le foglie di timo, 1 cucchiaio di olio d'oliva, i fiocchi di peperoncino, $\frac{1}{2}$ cucchiaino di sale marino e il pepe macinato fresco e frullare fino a ottenere una crema (un Vitamix è l'ideale qui. Se usi un normale frullatore, frulla più a lungo!). Assaggia e regola i condimenti come preferisci. A questo punto, la zuppa dovrebbe essere ancora calda. In caso contrario, versalo

in una pentola per riscaldarlo.

5. Preparare i crostini: cospargere 4 fette di pane con uno strato sottile di formaggio. Completare con le fette di pane rimanenti per fare i panini e irrorare l'esterno del pane con olio d'oliva. Cuocere fino a quando il formaggio si è sciolto e il pane è dorato, circa 8 minuti. Lascia raffreddare completamente prima di tagliarlo a fette in modo che il formaggio non fuoriesca quando lo tagli.

6. Servire la zuppa con i crostini di pane (alcuni nella zuppa, altri a parte) e ulteriore timo fresco, fiocchi di peperoncino e ceci, se lo si desidera.

33 Zuppa di zucca

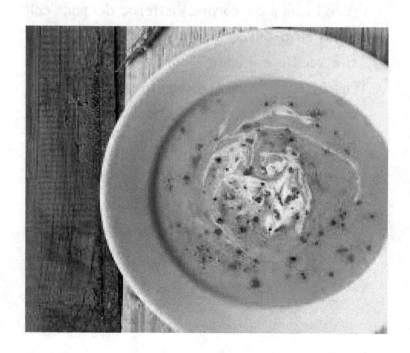

ingredienti

- ❖ 2 cucchiai di olio extravergine d'oliva

- ❖ 1 cipolla gialla grande, tritata

- ❖ ½ cucchiaino di sale marino

- ❖ 1 (3 libbre) zucca butternut, sbucciata, senza semi e tagliata a cubetti

- ❖ 3 spicchi d'aglio, tritati

- ❖ 1 cucchiaio di salvia fresca tritata

- ❖ ½ cucchiaio di rosmarino fresco tritato

- ❖ 1 cucchiaino di zenzero fresco grattugiato

- ❖ 3-4 tazze di brodo vegetale

- ❖ Pepe nero appena macinato

- ❖ Per servire

- ❖ Prezzemolo tritato

- ❖ Pepitas tostate

- ❖ Pane croccante

PASSI

1. Scalda l'olio in una pentola capiente a fuoco medio. Aggiungere la cipolla, il sale e diverse macinate di pepe fresco e rosolare finché non si ammorbidisce, da 5 a 8 minuti. Aggiungere la zucca e cuocere finché non inizia ad ammorbidirsi, mescolando di tanto in tanto, per 8-10 minuti.

2. Aggiungere l'aglio, la salvia, il rosmarino e lo zenzero. Mescolare e cuocere da 30 secondi a 1 minuto, fino a quando non diventa fragrante, quindi aggiungere 3 tazze di brodo. Portare a ebollizione, coprire e ridurre la fiamma a ebollizione. Cuocere fino a quando la zucca è tenera, da 20 a 30 minuti.

3. Lasciar raffreddare leggermente e versare la zuppa in un frullatore, lavorando in lotti se necessario, e frullare fino a che liscio. Se la zuppa è troppo densa, aggiungi fino a 1 tazza in più di brodo e frulla. Condire a piacere e servire con prezzemolo, pepita e pane croccante.

34 Crema di zuppa di funghi

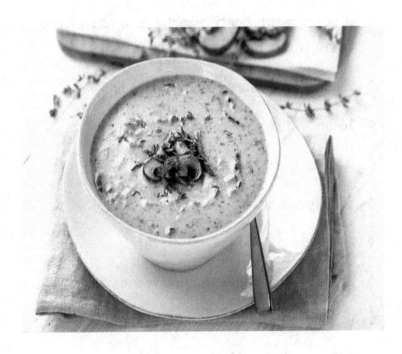

ingredienti

- ❖ 2 cucchiai di olio extravergine di oliva, più una quantità per condire

- ❖ 2 porri medi, parti bianche e verde chiaro, a fette (2 tazze)

- ❖ 2 gambi di sedano, tagliati a dadini

- ❖ 16 once di funghi cremini, tritati

- ❖ 2 cucchiai di tamari

- ❖ $\frac{1}{4}$ di tazza di vino bianco secco

- ❖ 2 spicchi d'aglio grandi, tritati

- ❖ 2 cucchiai di foglie di timo fresco

- ❖ 4 tazze di brodo vegetale

- ❖ 1 libbra di cavolfiore, spezzettato in cimette (5 tazze)

- ❖ 1 cucchiaino di senape di Digione

- ❖ 1 cucchiaio di aceto balsamico

- ❖ Sale marino e pepe nero appena macinato

- ❖ Opzioni di condimento / servizio:

- ❖ Un filo di latte di cocco

- ❖ Pane croccante, tostato come crostini o servito come contorno

- ❖ Funghi aggiuntivi, saltati

- ❖ Pinoli tostati

- ❖ Microgreens o tenere foglie di timo

PASSI

1. Scalda l'olio in una pentola capiente a fuoco medio. Aggiungere i porri, il sedano, $\frac{1}{4}$ di cucchiaino di sale e cuocere 5 minuti. Aggiungere i funghi e cuocere fino a renderli morbidi, per altri 8-10 minuti.

2. Incorporare il tamari, il vino, l'aglio e il timo e cuocere da 30 secondi a 1 minuto o finché il vino non sarà evaporato. Aggiungere il brodo e il cavolfiore.

3. Cuocere a fuoco lento scoperto per 20 minuti o fino a quando il cavolfiore è molto morbido. Trasferire in un frullatore, aggiungere la senape e l'aceto e frullare fino a che liscio. Condire a piacere e servire con le guarnizioni desiderate.

35.Facile al curry di cocco

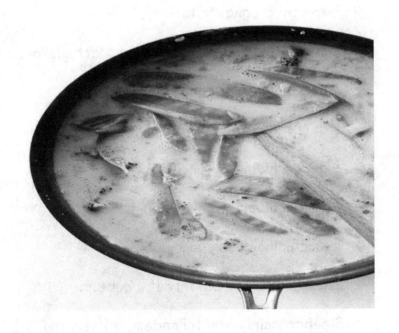

ingredienti

- ❖ 1 cucchiaio di olio di cocco

- ❖ 1 tazza di cipolla gialla tritata

- ❖ 2 spicchi d'aglio, tritati

- ❖ $\frac{1}{2}$ cucchiaino di zenzero fresco grattugiato

- ❖ $\frac{1}{2}$ cucchiaino di cumino

- ❖ $\frac{1}{4}$ di cucchiaino di coriandolo

- ❖ $\frac{1}{4}$ di cucchiaino di curcuma

- ❖ $\frac{1}{4}$ di cucchiaino di cardamomo

- ❖ 1 cucchiaino di sale marino

- ❖ 2 tazze di zucca butternut a cubetti

- ❖ 3 peperoncini rossi tailandesi, o 1 serrano, o $\frac{1}{2}$ jalapeño, affettati sottilmente

- ❖ 2 tazze di cimette di cavolfiore

- ❖ 1 lattina di latte di cocco intero

- ❖ 1 cucchiaio di succo di limone fresco

- ❖ 1 cucchiaio di succo di lime fresco, più spicchi di lime per servire

- ❖ 4 tazze di spinaci freschi

- ❖ ½ tazza di piselli freschi o surgelati

- ❖ Pepe nero appena macinato

Per servire:

- ❖ 2 tazze di riso basmati cotto

- ❖ qualche grossa manciata di basilico fresco o coriandolo

- ❖ Pane Naan, facoltativo

PASSI

1. Riscaldare l'olio in un grande forno olandese a fuoco medio. Aggiungere la cipolla e cuocere finché non sarà morbida e ben rosolata, circa 10 minuti, abbassando il fuoco a metà cottura.

2. In una piccola ciotola, mescola l'aglio, lo zenzero, il cumino, il coriandolo, la curcuma, il cardamomo e il sale. Mettere da parte.

3. Aggiungere la zucca e i peperoncini nella pentola, mescolare e cuocere per 5 minuti. Mescolare il cavolfiore e poi aggiungere il latte

di cocco e il composto di spezie. Coprire e cuocere a fuoco lento per 20 minuti o fino a quando le verdure sono tenere.

4. Aggiungere il succo di limone, il succo di lime, gli spinaci, i piselli e mescolare. Assaggia e regola i condimenti, aggiungendo altro succo di lime, sale e pepe, se lo desideri.

5. Servire il curry sul riso con basilico fresco, pane naan, se lo si desidera, e spicchi di lime a parte.

36 Zuppa Di Verdure Vegetali

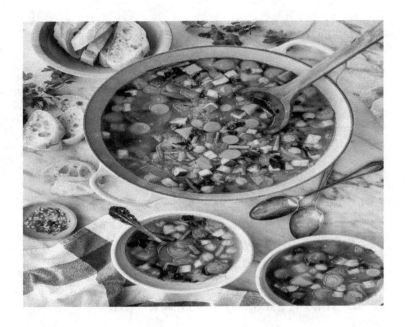

ingredienti

- ❖ 2 cucchiai di olio extravergine d'oliva

- ❖ 1 cipolla gialla media, tagliata a dadini

- ❖ Sale marino e pepe nero fresco

- ❖ 1 carota media, a dadini

- ❖ 1 patata dolce piccola, tagliata a dadini

- ❖ $\frac{1}{4}$ di bicchiere di vino bianco secco, ovvero pinot grigio

- ❖ 1 lattina da 14,5 once di pomodori arrostiti a dadini

- ❖ 4 spicchi d'aglio, tritati

- ❖ 2 cucchiaini di origano essiccato o 2 cucchiai di timo fresco o rosmarino tritati

- ❖ $\frac{1}{4}$ di cucchiaino di fiocchi di peperone rosso, più a piacere

- ❖ 4 tazze di brodo vegetale

- ❖ 2 foglie di alloro

- ❖ 1 tazza di pomodorini tagliati a metà

- ❖ 1 tazza di fagiolini tritati

- ❖ 1 zucchina, a dadini

- ❖ 1 barattolo da 15 once di ceci, scolati e sciacquati

- ❖ 2 cucchiai di aceto di vino bianco

- ❖ $1\frac{1}{2}$ tazza di cavolo tritato

PASSI

1. Scalda l'olio in una pentola capiente a fuoco medio. Aggiungere la cipolla, ½ cucchiaino di sale e una macinata di pepe e cuocere, mescolando di tanto in tanto, per 8 minuti. Aggiungere la carota e la patata dolce, mescolare e cuocere altri 2 minuti.

2. Bagnare con il vino e cuocere per circa 30 secondi fino a ridurre della metà, quindi aggiungere i pomodori in scatola, l'aglio, l'origano e il peperoncino a scaglie. Incorporare il brodo e le foglie di alloro. Portare a ebollizione, quindi ridurre la fiamma a ebollizione e cuocere, coperto, per 20 minuti.

3. Incorporare i pomodorini, i fagiolini, le zucchine, i ceci e coprire e cuocere per altri 10-15 minuti, finché i fagiolini non sono teneri.

4. Incorporare l'aceto, il cavolo nero, ½ cucchiaino aggiuntivo di sale (oa piacere) e altro pepe.

37.Easy Vegetarian Chili

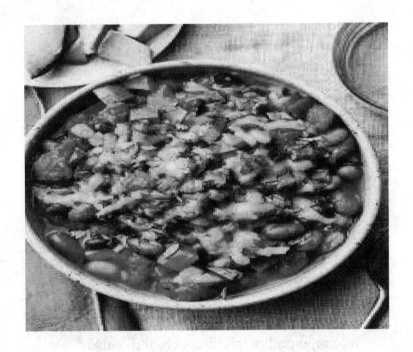

ingredienti

- ❖ 2 cucchiai di olio extravergine d'oliva

- ❖ 1 cipolla gialla piccola, tritata

- ❖ 2 spicchi d'aglio, tritati

- ❖ 1 peperone rosso, tagliato a dadini

- ❖ 1 (14 once) può pomodori arrostiti a cubetti

- ❖ 1 (14 once) può fagioli rossi, scolati e sciacquati

- ❖ 1 (14 once) può fagioli borlotti, scolati e sciacquati

- ❖ 1 tazza di acqua o brodo

- ❖ 3 peperoni chipotle di chipotle in scatola in adobo, a dadini, più 3 cucchiai di salsa *

- ❖ 1 tazza di chicchi di mais, freschi o congelati

- ❖ ½ cucchiaino di sale marino

- ❖ Pepe nero appena macinato

- ❖ 1 cucchiaio di succo di lime, più spicchi per servire

❖ suggerimenti di servizio:

❖ Avocado o Guacamole

❖ Yogurt greco o panna acida

❖ Peperoni jalapeño o serrano, tagliati a cubetti o affettati

❖ Coriandolo

❖ cipolline

PASSI

1. Scalda l'olio in una pentola capiente a fuoco medio. Aggiungere la cipolla, qualche pizzico di sale e pepe e mescolare. Cuocere fino a quando la cipolla è traslucida, 5 minuti, quindi aggiungere l'aglio e il peperoncino. Mescolare e cuocere finché non si ammorbidisce, da 5 a 8 minuti, abbassando la fiamma secondo necessità.

2. Aggiungere i pomodori, i fagioli, l'acqua, i chipotles, la salsa adobo, il mais, il sale e un po 'di pepe. Coprite, abbassate la fiamma e lasciate cuocere per 25 minuti, mescolando di tanto in tanto, finché il peperoncino non si sarà addensato.

3. Incorporare il succo di lime e condire a piacere. Servire con i condimenti desiderati.

38 Zuppa di asparagi

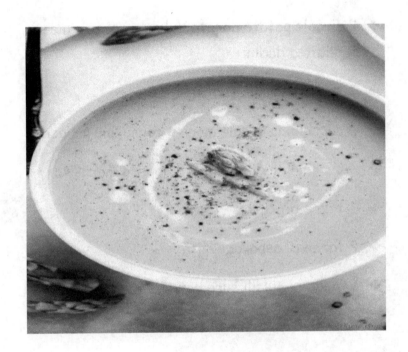

ingredienti

- ❖ 2 cucchiai di olio extravergine di oliva, più per condire

- ❖ 3 scalogni, tritati

- ❖ 2 piccole patate dorate Yukon, 1 tazza e mezza tagliata a dadini

- ❖ 3 spicchi d'aglio, tritati

- ❖ ½ cucchiaino di sale marino colmo, più a piacere

- ❖ ½ cucchiaino di pepe nero appena macinato

- ❖ 3 tazze d'acqua

- ❖ 2 tazze di asparagi tritati

- ❖ 1 tazza di piselli surgelati

- ❖ 1 cucchiaino colmo di senape di Digione *

- ❖ 3 cucchiai di succo di limone

- ❖ ½ cucchiaino di scorza di limone

- ❖ 1 tazza confezionata di basilico

- ❖ Rametti di menta fresca, facoltativi

- ❖ Topping Menta e Pinoli

- ❖ ¼ di tazza di pinoli tostati, tritati

- ❖ ¼ tazza di menta fresca, tritata

- ❖ Un pizzico di peperoncino rosso

- ❖ Pizzico di sale

PASSI

1. Prepara la guarnizione alla menta e pinoli tritando insieme i pinoli, la menta, i fiocchi di peperoncino e il sale. Mettere da parte.

2. Scalda l'olio in una pentola media a fuoco medio. Aggiungere gli scalogni e cuocere per 1 o 2 minuti o finché non si ammorbidiscono. Aggiungere le patate, l'aglio, il sale, il pepe e l'acqua e cuocere a fuoco lento per 12 minuti o fino a quando le patate sono tenere.

3. Aggiungere gli asparagi nella pentola delle patate e continuare a cuocere a fuoco lento per altri 5 minuti. Togli la pentola dal fuoco e lascia raffreddare per 5 minuti. Mescolare i piselli e poi trasferire la zuppa in un frullatore. Aggiungere la senape, il succo di limone e la scorza di limone e frullare fino a ottenere una crema. Aggiungere il basilico e frullare fino a quando combinato. Condire a piacere.

4. Porzionate la zuppa in ciotole e cospargete con la copertura di menta e pinoli, un filo di olio d'oliva e qualche rametto di menta fresca, se lo desiderate. Servire con crosta di pane.

39 Zuppa di miso con spaghetti alla curcuma dorata

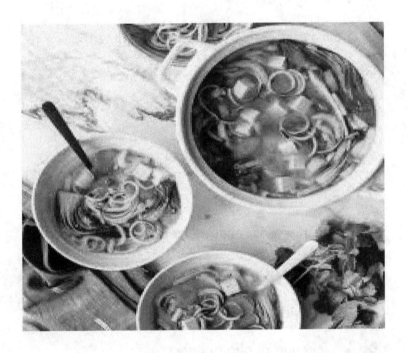

ingredienti

- ❖ 6 tazze d'acqua

- ❖ 1 striscia di kombu, sciacquata

- ❖ 3 scalogni, tritati

- ❖ 1 carota grande, affettata sottilmente

- ❖ 2 cucchiai di zenzero grattugiato

- ❖ 2 spicchi d'aglio, tritati

- ❖ $\frac{1}{4}$ di tazza di pasta di miso bianco

- ❖ $\frac{1}{2}$ cucchiaino di curcuma macinata

- ❖ $\frac{1}{2}$ cucchiaino di pepe nero appena macinato

- ❖ 2 cucchiai di succo di limone

- ❖ 1 cucchiaio di succo di lime

- ❖ $\frac{1}{2}$ cucchiaio di olio di cocco

- ❖ 1 cucchiaio di tamari

- ❖ 2 cucchiaini di sriracha

- ❖ 7 once di tofu, a cubetti

- ❖ 2 1/2 once di spaghetti di riso cotti e / o

spaghetti di zucchine (1 zucchina piccola)

❖ 2 baby bok choy, gambi tagliati a fettine sottili, foglie strappate

❖ ¼ di cucchiaino di sale marino, facoltativo

❖ Menta fresca o coriandolo, facoltativo per servire

❖ Un pizzico di peperoncino rosso, facoltativo

PASSI

1. In una pentola media, unisci l'acqua e il kombu. Cuocere a fuoco lento, senza far bollire, per 10 minuti. Rimuovi il kombu. Aggiungere lo scalogno, le carote, lo zenzero e l'aglio e cuocere a fuoco lento finché le carote non saranno morbide, circa 20 minuti.

2. Versare $\frac{1}{2}$ tazza di brodo caldo in una piccola ciotola con la pasta di miso. Mescolare fino a quando combinato e rimetterlo nella pentola. Aggiungere la curcuma, il pepe nero, il succo di limone e lime, l'olio di cocco, il tamari, lo sriracha, il tofu, i noodles e il bok choy. Fai bollire per 10 minuti. Condire a piacere con $\frac{1}{4}$ di cucchiaino di sale marino, se lo si desidera, e servire con erbe fresche, se lo si desidera.

40 Zuppa di peperoni rossi arrostiti

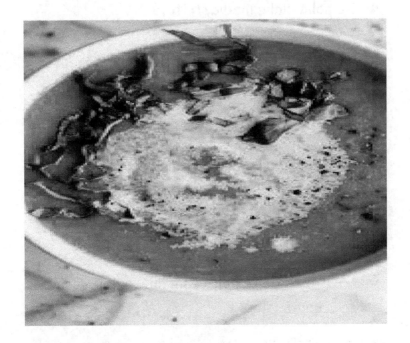

ingredienti

- 1/4 di tazza di olio extravergine di oliva, diviso, più altro per condire

- 1 cipolla gialla media, tritata

- 2 spicchi d'aglio, tritati

- 1 finocchio piccolo, tritato grossolanamente

- 3 carote medie, tritate

- 1 cucchiaio di foglie di timo fresco

- 2 cucchiai di aceto balsamico

- 3 peperoni rossi arrostiti in vaso

- 1/4 tazza di fagioli cannellini cotti, scolati e sciacquati

- 2 cucchiai di concentrato di pomodoro

- 4 tazze di brodo vegetale

- 1/2 a 1 cucchiaino di sale marino

- 1/2 cucchiaino di pepe nero appena macinato

- 1/2 cucchiaino di fiocchi di peperone rosso, facoltativo

- ❖ Per servire (tutto facoltativo):

- ❖ 1 peperone rosso arrostito in barattolo, tagliato a dadini

- ❖ Prezzemolo tritato finemente

- ❖ Pizzichi di fiocchi di peperone rosso

- ❖ Microgreens

- ❖ Baguette calda

PASSI

1. Scalda 2 cucchiai di olio d'oliva in una pentola capiente a fuoco medio. Aggiungere la cipolla e un pizzico di sale e pepe e cuocere fino a quando non diventa traslucido, circa 5 minuti.

2. Aggiungere l'aglio, il finocchio, le carote e le foglie di timo. Mescolare e cuocere fino a quando le carote iniziano ad ammorbidirsi, circa 10 minuti.

3. Aggiungere l'aceto balsamico, i peperoni rossi, i fagioli, il concentrato di pomodoro, il brodo e 1/2 cucchiaino di sale. Cuocere a fuoco lento fino a quando le carote sono tenere, da 15 a 20 minuti.

4. Aggiungere la zuppa bollita a un frullatore ad alta velocità con i restanti 2 cucchiai di olio d'oliva e frullare fino a che liscio. Condire con altro sale e pepe, a piacere. Se vuoi più punch, aggiungi qualche altra goccia di balsamico, a piacere. Se desideri un po 'di calore, aggiungi 1/2 cucchiaino di peperoncino a scaglie.

5. Servire con un filo d'olio d'oliva, le guarnizioni desiderate e una baguette calda.

41 Zuppa di riso selvatico

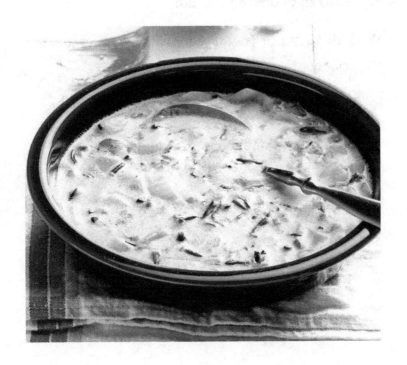

ingredienti

Base cremosa

- ❖ 1 tazza di latte di mandorle non zuccherato

- ❖ ⅓ tazza di anacardi crudi

- ❖ ¼ di tazza di fagioli cannellini cotti, scolati e sciacquati

- ❖ 2 cucchiai di pasta di miso bianco

- ❖ 2 cucchiaini di senape di Digione

La minestra

- ❖ 2 cucchiai di olio extravergine d'oliva

- ❖ 1 mazzetto di scalogno, parti bianche e verde chiaro, tritate

- ❖ 1 gambo di sedano, tritato

- ❖ 1 carota grande, tritata

- ❖ 8 once di funghi cremini, affettati

- ❖ 1 cucchiaino di sale marino

- ❖ 4 spicchi d'aglio, tritati

- ❖ 2 cucchiai di rosmarino tritato

- ❖ 1 mazzetto di timo, impacchettato

- ❖ $1\frac{1}{4}$ tazza di fagioli cannellini cotti, scolati e sciacquati

- ❖ $\frac{1}{2}$ cucchiaino di pepe nero appena macinato, altro per servire

- ❖ 4 tazze d'acqua

- ❖ 1 tazza di riso selvatico cotto

- ❖ 1 o 2 cucchiai di succo di limone fresco

* ❖ 4 tazze di cavolo tritato

* ❖ Prezzemolo tritato per guarnire, facoltativo

* ❖ Pizzichi di fiocchi di peperone rosso, facoltativo

PASSI

1. Prepara la base cremosa: metti il latte di mandorle, gli anacardi, i fagioli bianchi, la pasta di miso e la senape di Digione in un frullatore e frulla fino a che liscio. Mettere da parte.

2. Prepara la zuppa: scalda l'olio d'oliva in un forno olandese medio-grande o in una pentola grande a fuoco medio. Aggiungere lo scalogno, il sedano, la carota, i funghi e il sale e mescolare. Cuocere, mescolando di tanto in tanto, fino a quando i funghi sono teneri, da 8 a 10 minuti.

3. Aggiungere l'aglio, il rosmarino, il timo, i fagioli cannellini, il pepe e l'acqua e mescolare. Copri e fai sobbollire per 20 minuti.

4. Rimuovere il fascio di timo e incorporare la miscela di anacardi, il riso, 1 cucchiaio di succo di limone e il cavolo riccio. Cuocere a fuoco lento fino a quando il cavolo è appassito, circa 5 minuti. Condire a piacere e servire con altro succo di limone, prezzemolo e pizzichi di peperoncino a scaglie, se lo si desidera

42 Zuppa di funghi di ostriche

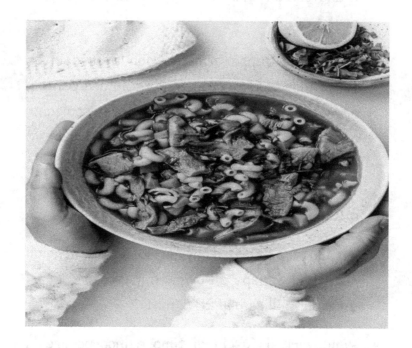

ingredienti

- ❖ 3 cucchiai di olio extravergine di oliva

- ❖ 3 tazze di porri tritati, solo la parte bianca

- ❖ 1 tazza di sedano tritato

- ❖ $\frac{1}{4}$ di tazza di aglio tritato

- ❖ 2 cucchiai di zenzero tritato

- ❖ 1 $\frac{1}{2}$ cucchiaio di pasta di miso bianco

- ❖ 1 cucchiaio di aglio in polvere

- ❖ 1 cucchiaio di cipolla in polvere

- ❖ 5 tazze di brodo vegetale

- ❖ 5 tazze di acqua filtrata

- ❖ 3 tazze di funghi ostrica, affettati o strappati (4 once)

- ❖ 2 tazze di carote sbucciate e tagliate a julienne (1 grande)

- ❖ 5 foglie di alloro essiccate

- ❖ 1 gambo di citronella, schiacciato con un mattarello e tritato

- ❖ 2 cucchiai di tamari

- ❖ 1 cucchiaio e mezzo di succo di limone fresco

- ❖ 1 cucchiaio di aceto di riso

- ❖ Kombu essiccato pezzo da 1 pollice

- ❖ Pepe nero macinato fresco, quanto basta

- ❖ 8 once di tofu a cubetti, facoltativo

- ❖ Contorni opzionali: scalogno, semi di sesamo e / o fiocchi di peperoncino

PASSI

1. In una pentola capiente, scalda l'olio d'oliva a fuoco medio-alto. Aggiungere i porri e il sedano e rosolare finché non diventano traslucidi, circa 10 minuti. Aggiungere l'aglio e lo zenzero. Cuocere per altri 5 minuti. Aggiungere il miso, l'aglio in polvere e la cipolla in polvere e cuocere per altri 5 minuti.

2. Aggiungere il brodo vegetale, l'acqua, i funghi ostrica, le carote, le foglie di alloro, la citronella, il tamari, il succo di limone, l'aceto e il kombu. Mescolare bene. Portare a ebollizione e cuocere per 5 minuti. Abbassa la fiamma e cuoci per altri 30 minuti.

3. Condire con pepe nero appena macinato e aggiungere il tofu, se lo si desidera. Eliminare le foglie di alloro e il kombu e servire. Servire con scalogno, semi di sesamo e / o fiocchi di peperoncino, se lo si desidera.

43 Zuppa di piselli gialli spezzati

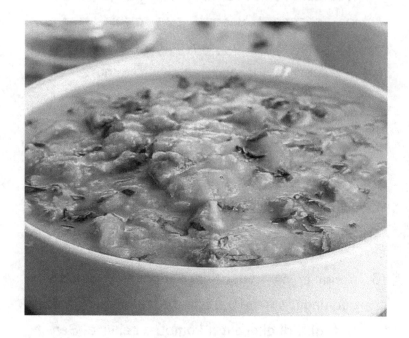

ingredienti

- ❖ 1 cucchiaio di olio extravergine d'oliva

- ❖ 1 cipolla gialla, tritata

- ❖ 2 gambi di sedano, tagliati a dadini

- ❖ 3 spicchi d'aglio, tritati

- ❖ 6 tazze di brodo vegetale

- ❖ 1 tazza di piselli spezzati gialli

- ❖ 1 patata Yukon gold media, sbucciata e tritata

- ❖ Chicchi di 4 spighe di grano, circa 2 1/2 tazze

- ❖ 3 /4 cucchiaino di paprika affumicata

- ❖ 1 cucchiaino di sale marino, più a piacere

- ❖ 3 /4 tazza di crema di anacardi, ricetta sotto

- ❖ 1 cucchiaio e mezzo di aceto di mele

- ❖ Crema di anacardi (fa extra)

- ❖ 3 /4 tazza di anacardi crudi, messi a bagno per 2 ore, se non si utilizza un Vitamix

- ❖ 2 /3 tazza d'acqua

* 1 /4 cucchiaino di sale

* Opzioni di condimenti:

* erba cipollina

* chicchi di mais extra freschi

* prezzemolo tritato

* peperoncino in pezzi

* pancetta al cocco

* olio d'oliva, per condire

PASSI

1. Prepara la crema di anacardi. Unisci gli anacardi, l'acqua e il sale in un frullatore e frulla fino a ottenere un composto omogeneo. Metti da parte 3/4 tazza.

2. Scalda l'olio in una pentola capiente a fuoco medio. Aggiungere la cipolla e il sedano e cuocere, mescolando di tanto in tanto, per 5-7 minuti, finché la cipolla non è tenera e traslucida. Aggiungere l'aglio e cuocere, mescolando continuamente, per 1 minuto.

3. Mescolare il brodo, i piselli spezzati, la patata,

il mais, la paprika e il sale e portare a ebollizione a fuoco vivo. Abbassare la fiamma, coprire e cuocere a fuoco lento, mescolando di tanto in tanto, per circa 45 minuti, fino a quando i piselli spezzati sono completamente teneri.

4. Usa un frullatore ad immersione per frullare parzialmente la zuppa, oppure frullane circa la metà in un frullatore normale e rimettila nella pentola. Incorporare la crema di anacardi e l'aceto di mele. Assaggia e aggiusta i condimenti se lo desideri. (Ho aggiunto fino a 1 cucchiaino da tè in più di sale marino qui). Servire ben caldo, con i condimenti desiderati.

44 Zuppa di broccoli vegani

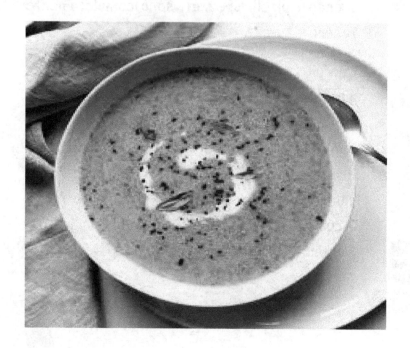

ingredienti

- ❖ 2 cucchiai di olio extravergine di oliva, più per condire

- ❖ 1 cipolla gialla piccola, tagliata a dadini

- ❖ ½ tazza di sedano tritato

- ❖ ⅓ tazza di carote tritate

- ❖ 1 libbra di broccoli, gambi tagliati a cubetti, cimette tritate

- ❖ 1 patata yukon gold piccola, a dadini (1 tazza)

- ❖ 4 spicchi d'aglio, tritati

- ❖ 4 tazze di brodo vegetale

- ❖ 3 tazze di pane a cubetti, per crostini

- ❖ ½ tazza di anacardi crudi

- ❖ 1 cucchiaino e mezzo di aceto di mele

- ❖ 1/2 cucchiaino di senape di Digione

- ❖ ¼ di tazza di aneto fresco

- ❖ 1 cucchiaio di succo di limone fresco

- ❖ 3/4 cucchiaino di sale marino

❖ Pepe nero appena macinato

PASSI

1. Preriscalda il forno a 350 ° F e fodera 2 piccole teglie con carta da forno.

2. Riscaldare l'olio in una pentola capiente o in un forno olandese a fuoco medio. Aggiungere la cipolla, il sedano, le carote, i gambi di broccoli, il sale e il pepe e rosolare finché non si saranno ammorbiditi, circa 10 minuti. Aggiungere le patate e l'aglio e mescolare, quindi aggiungere il brodo e cuocere a fuoco lento per 20 minuti finché le patate non saranno morbide. Lasciate raffreddare leggermente.

3. Metti da parte 1 tazza di cimette di broccoli da arrostire come guarnizione per la zuppa. Metti le cimette rimanenti in un cestello per la cottura a vapore e adagia su una pentola con 1 pollice di acqua. Portare l'acqua a ebollizione, coprire e lasciare cuocere a vapore per 5 minuti, finché i broccoli non saranno teneri.

4. Nel frattempo, posizionare le cimette di broccoli riservate ei cubetti di pane sulle teglie. Condire con un filo di olio d'oliva e un pizzico di sale e arrostire fino a quando il pane

201

è croccante e i broccoli sono teneri e dorati sui bordi, da 10 a 15 minuti.

5. Trasferisci la zuppa nel frullatore e aggiungi gli anacardi, l'aceto di mele e la senape e frulla fino a ottenere una crema. Lavorare in lotti, se necessario. Aggiungere le cimette di broccoli al vapore, l'aneto e il succo di limone e frullare finché i broccoli non saranno incorporati ma ancora grossi. La zuppa dovrebbe essere densa; se è troppo denso, aggiungi 1/2 tazza di acqua per diluire fino alla consistenza desiderata.

6. Condite a piacere e servite la zuppa in ciotole con sopra i broccoli arrostiti e i crostini di pane.

45. Zuppa di cavolfiore ARROSTO

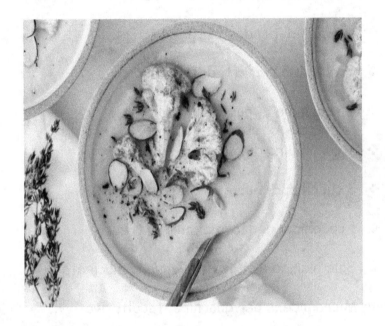

ingredienti

- ❖ 1 cavolfiore a testa media, circa 2 libbre.

- ❖ 2 scalogni, pelati e tagliati in quarti

- ❖ 4 spicchi d'aglio non sbucciati

- ❖ 4 tazze di brodo vegetale

- ❖ Foglie di 5 rametti di timo fresco

- ❖ $\frac{1}{2}$ cucchiaio di pasta di miso bianco

- ❖ $\frac{1}{2}$ cucchiaino di senape di Digione

- ❖ 3 cucchiai di olio extravergine di oliva

- ❖ 1 cucchiaio di succo di limone fresco

- ❖ Sale marino e pepe nero appena macinato

- ❖ Microgreens per guarnire, facoltativo

PASSI

1. Preriscalda il forno a 400 ° F e fodera una grande teglia con carta da forno.

2. Tritate il cavolfiore compresi i pezzi di

torsolo. Spalmate il cavolfiore sulla teglia e conditelo con un filo d'olio d'oliva e un pizzico di sale e pepe. Avvolgere lo scalogno e gli spicchi d'aglio, insieme a un filo d'olio d'oliva e un pizzico di sale, in un foglio di carta stagnola e adagiarlo sulla teglia con le verdure. Cuocere per 30-35 minuti o fino a quando il cavolfiore non sarà dorato sui bordi.

3. In una pentola capiente, portare a ebollizione il brodo vegetale. Aggiungere il cavolfiore arrosto, lo scalogno, l'aglio sbucciato e il timo e cuocere a fuoco lento, coperto, per 15 minuti. Lasciate raffreddare leggermente e trasferite in un frullatore. Aggiungere la pasta di miso, la senape, l'olio d'oliva e il succo di limone. Frulla fino a ottenere un composto omogeneo. Condire a piacere con $\frac{1}{4}$ a $\frac{1}{2}$ cucchiaino in più di sale e più succo di limone. Guarnire con microgreens, se lo si desidera, e servire.

46 Zuppa di mais vegana

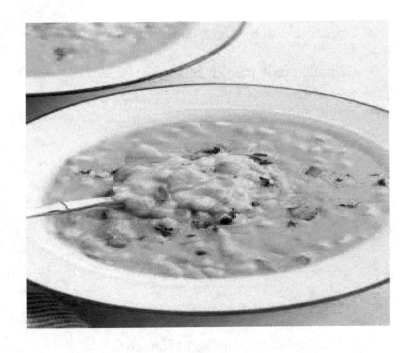

ingredienti

- ❖ 1 cucchiaio di olio extravergine d'oliva

- ❖ 1 cipolla gialla media, tritata

- ❖ 3 spicchi d'aglio, tritati

- ❖ 2 coste di sedano, tritate

- ❖ 1 patata dorata Yukon, tritata

- ❖ 4 spighe di mais dolce fresco, mondato

- ❖ 1 peperone rosso, tagliato a dadini

- ❖ $\frac{1}{2}$ cucchiaino di sale di sedano

- ❖ $\frac{1}{2}$ cucchiaino di paprika affumicata

- ❖ 1 cucchiaio di aceto di sherry o aceto di vino bianco

- ❖ 2 tazze di brodo vegetale

- ❖ 1 (14 once) può latte di cocco leggero (o 1 tazza di latte intero)

- ❖ Sale marino e pepe nero appena macinato

- ❖ Erba cipollina tritata, per guarnire

- ❖ Riserva alcuni chicchi di mais e peperoncino a dadini per guarnire (facoltativo)

PASSI

1. Riscaldare l'olio d'oliva in un grande forno olandese a fuoco medio. Aggiungere la cipolla e qualche presa di sale.

2. Cuocere fino a renderle morbide, quindi aggiungere l'aglio, il sedano e le patate.

3. Taglia i chicchi dal mais, quindi usa la parte posteriore del coltello per grattare via i succhi dalla pannocchia di mais e aggiungili alla pentola. Aggiungere il peperone rosso, il sale di sedano, la paprika, un pizzico di sale, il pepe nero e mescolare. Cuocere fino a quando le patate sono leggermente ammorbidite, circa 5 minuti, quindi aggiungere l'aceto di sherry, il brodo vegetale e il latte di cocco.

4. Coprire e cuocere a fuoco lento fino a quando le patate sono tenere, circa altri 15 minuti. Lasciate raffreddare leggermente, quindi trasferite metà della zuppa in un frullatore. Frullare fino a renderlo cremoso, quindi rimetterlo nella pentola e mescolare.

5. Assaggia e aggiusta i condimenti e servi con erba cipollina tritata.

47 Zuppa di miso

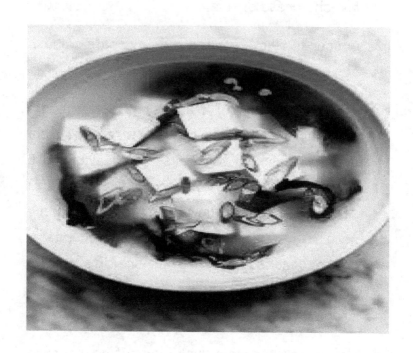

ingredienti

- ❖ 1 pezzo (3 pollici) di kombu

- ❖ 4 tazze d'acqua

- ❖ 3 cucchiai di alghe wakame essiccate

- ❖ $\frac{1}{4}$ di tazza di pasta di miso bianco

- ❖ ⅓ tazza di scalogno tritato

- ❖ 6 once di tofu di seta, a cubetti

- ❖ tamari, quanto basta

PASSI

1. Risciacqua delicatamente il pezzo di kombu. Mettilo in una pentola media con l'acqua e lascia sobbollire dolcemente per 10 minuti. Non lasciarlo bollire o il sapore del kombu diventerà amaro.

2. Immergere il wakame in una piccola ciotola di acqua tiepida per almeno 5 minuti per reidratarlo.

3. Rimuovi il kombu dalla zuppa. In una piccola

ciotola, mescola la pasta di miso insieme a un po 'di brodo caldo fino a ottenere un composto omogeneo, quindi mescola nuovamente nella zuppa.

4. Scolare il wakame e aggiungerlo alla pentola insieme allo scalogno e al tofu. Fai sobbollire a fuoco molto basso per 1 o 2 minuti. Condire, a piacere, con il tamari.

48 Insalata di cavolfiore arrosto

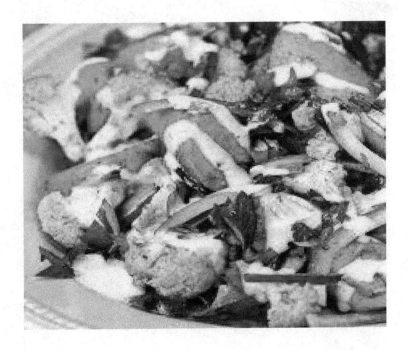

ingredienti

- ❖ Fiorellini da 1 piccola testa di cavolfiore

- ❖ Olio extravergine di oliva, per condire

- ❖ 2 tazze di rucola

- ❖ 1/2 tazza di lenticchie verdi francesi cotte alle erbe limone

- ❖ Spicchi di limone, per spremere e servire

- ❖ 1/2 tazza di salsa tahini

- ❖ $\frac{1}{4}$ di tazza di cipolle sottaceto

- ❖ $\frac{1}{4}$ di tazza di pinoli, mandorle affettate o pepita

- ❖ 4 albicocche secche o datteri, a dadini

- ❖ $\frac{1}{4}$ di tazza di olive tritate o 1 cucchiaio di capperi

- ❖ Microgreens, opzionale

- ❖ Sale marino e pepe nero appena macinato

PASSI

1. Arrostisci il cavolfiore. Preriscalda il forno a 425 ° F e fodera una grande teglia con carta da forno. Mescolare il cavolfiore con un filo di olio d'oliva e pizzichi di sale e pepe e arrostire per 20-25 minuti, o fino a quando non sarà dorato attorno ai bordi.

2. In una ciotola media, condisci la rucola e il cavolfiore arrosto con un filo di olio d'oliva, una spremuta di limone e un pizzico di sale. Distribuire su un piatto da portata e cospargere ⅓ di salsa tahini. Cospargere con le lenticchie, le cipolle sottaceto, i pinoli, le albicocche e le olive. Condisci con il restante condimento tahini (o quanto vuoi) e aggiungi i microgreens, se lo usi. Condire a piacere e servire.

49 Insalata di broccoli

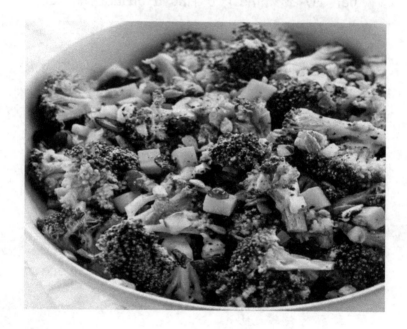

ingredienti

- ❖ Corone di broccoli da 1 libbra

- ❖ 3 cucchiai di olio extravergine di oliva

- ❖ 3 cucchiai di maionese, mi piace Sir Kensington o maionese vegana

- ❖ 1 $\frac{1}{2}$ cucchiaio di aceto di mele

- ❖ 2 cucchiaini di senape di Digione

- ❖ 1 cucchiaino di sciroppo d'acero o miele

- ❖ 1 spicchio d'aglio, tritato

- ❖ $\frac{1}{4}$ di cucchiaino di sale marino, più a piacere

- ❖ $\frac{1}{3}$ tazza di cipolle rosse a dadini

- ❖ $\frac{1}{3}$ tazza di mirtilli rossi secchi

- ❖ Mandorle tamari affumicate

- ❖ $\frac{1}{2}$ tazza di mandorle

- ❖ $\frac{1}{2}$ tazza di pepitas

- ❖ 1 cucchiaio di tamari

- ❖ $\frac{1}{2}$ cucchiaino di sciroppo d'acero

❖ $\frac{1}{4}$ di cucchiaino di paprika affumicata, più a piacere

PASSI

1. Preriscalda il forno a 350 ° F e fodera una teglia con carta da forno.

2. Tritare le cimette di broccoli in pezzi da $\frac{1}{2}$ pollice e gli eventuali gambi rimanenti in dadi da $\frac{1}{4}$ di pollice. Sbucciare prima le parti legnose o legnose dallo stelo.

3. Sul fondo di una grande ciotola, sbatti insieme l'olio d'oliva, la maionese, l'aceto di sidro di mele, la senape, lo sciroppo d'acero, l'aglio e il sale. Aggiungere i broccoli, le cipolle e i mirtilli rossi e mescolare per ricoprire.

4. Mettere le mandorle e le pepite sulla teglia, condire con il tamari, lo sciroppo d'acero e la paprika affumicata e distribuire in uno strato sottile. Cuocere da 10 a 14 minuti o fino a doratura. Sfornate e lasciate raffreddare per 5 minuti (diventeranno più croccanti man mano che si siedono).

5. Metti le mandorle e le pepite nell'insalata, riservandone alcune da cospargere. Condire a piacere e servire.

50 Insalata di cavolo riccio con condimento di carote e zenzero

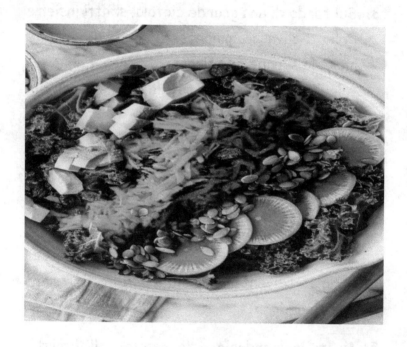

ingredienti

Condimento allo zenzero alle carote (vedi note)

- ❖ $\frac{1}{2}$ tazza di carote arrostite tritate, da 3/4 tazza di carote crude

- ❖ Da 1/3 a $\frac{1}{2}$ tazza di acqua

- ❖ $\frac{1}{4}$ di tazza di olio extravergine di oliva

- ❖ 2 cucchiai di aceto di riso

- ❖ 2 cucchiaini di zenzero tritato

- ❖ $\frac{1}{4}$ di cucchiaino di sale marino

insalata

- ❖ 1 lotto di ceci arrostiti

- ❖ 1 mazzo di cavolo riccio, i gambi rimossi, le foglie strappate

- ❖ 1 cucchiaino di succo di limone

- ❖ $\frac{1}{2}$ cucchiaino di olio extravergine di oliva

- ❖ 1 carota piccola, grattugiata

- ❖ 1 barbabietola rossa piccola, grattugiata *

- ❖ $\frac{1}{2}$ anguria ravanello, affettato sottilmente

- ❖ 1 avocado, a cubetti

- ❖ 2 cucchiai di mirtilli rossi secchi

- ❖ $\frac{1}{4}$ di tazza di pepitas, tostate

- ❖ 1 cucchiaino di semi di sesamo

- ❖ Sale marino e pepe nero appena macinato

PASSI

1. Preparare il condimento e arrostire i ceci: preriscaldare il forno a 400 ° F e rivestire una grande teglia con carta da forno. Condite i ceci con un filo d'olio e cospargete con un pizzico di sale e pepe. Mettere i pezzi di carota per il condimento nel loro angolo sulla teglia da arrostire insieme ai ceci. Cuocere per 25 minuti o fino a quando i ceci sono dorati e croccanti e le carote sono morbide. Metti da parte i ceci arrostiti. Trasferisci le carote in un frullatore e aggiungi l'acqua, l'olio d'oliva, l'aceto di riso, lo zenzero e il sale. Frulla il condimento fino a renderlo omogeneo e mettilo in frigo fino al momento dell'uso.

2. Mettere le foglie di cavolo nero in una ciotola capiente e irrorare con il succo di limone, $\frac{1}{2}$ cucchiaino di olio d'oliva e qualche pizzico di sale. Usa le mani per massaggiare le foglie finché non diventano morbide e appassite e riduci nella ciotola di circa la metà.

3. Aggiungere la carota, la barbabietola, il ravanello dell'anguria, metà dell'avocado a cubetti, i mirtilli rossi, la pepita, qualche altro

pizzico di sale e qualche macinata di pepe e mescolare. Condire generosamente con il condimento di carote e zenzero. Completare con l'avocado rimasto, altro condimento, i ceci arrostiti e spolverare con i semi di sesamo. Condire a piacere e servire.

CONCLUSIONE

La dieta mediterranea non è una dieta unica, ma piuttosto un modello alimentare che prende ispirazione dalla dieta dei paesi dell'Europa meridionale. C'è un'enfasi su cibi vegetali, olio d'oliva, pesce, pollame, fagioli e cereali.

CPSIA information can be obtained
at www.ICGtesting.com
Printed in the USA
BVHW052029080521
606756BV00004B/916